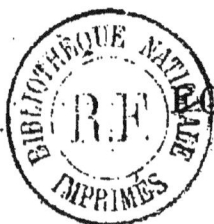

FORMULAIRE

DES

MÉDICATIONS NOUVELLES

(MÉTHODES NOUVELLES ET TRAITEMENTS NOUVEAUX)

LIBRAIRIE J.-B. BAILLIÈRE ET FILS

FORMULAIRE

DES

MÉDICATIONS NOUVELLES

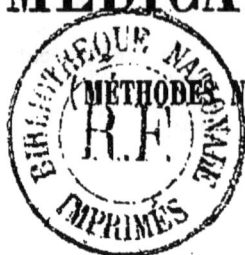

(MÉTHODES NOUVELLES ET TRAITEMENTS NOUVEAUX)

PAR

Le Dʳ H. GILLET

ANCIEN INTERNE DES HOPITAUX DE PARIS
CHEF DU SERVICE
DES MALADIES DES ENFANTS A LA POLICLINIQUE DE PARIS

——— ✻ ———

TROISIÈME ÉDITION, REVUE ET AUGMENTÉE
avec 20 figures intercalées dans le texte.

——✻——

PARIS
LIBRAIRIE J.-B. BAILLIÈRE ET FILS
19, rue Hautefeuille, près du boulevard Saint-Germain
—

1905

PRÉFACE

DE LA SECONDE ÉDITION

En dehors même des médicaments nouveaux [1], la thérapeutique marque ses progrès incessants par deux sortes d'acquisitions bien distinctes les unes des autres.

Les unes constituent des *médications nouvelles proprement dites*. Ce sont de véritables découvertes. Elles correspondent à un ordre de faits scientifiques complètement nouveaux. Rien de semblable n'existait auparavant. Aux indications nouvelles révélées par cet ordre de faits nouveaux, il faut des médications nouvelles aussi pour les remplir. Ici donc tout est neuf. Ce qui ne veut pas dire cependant que, pour remplir l'indication, on n'utilise pas des médicaments déjà anciens.

---

[1] Voyez H. Bocquillon-Limousin, *Formulaire des médicaments nouveaux*. Paris, J.-B. Baillière et fils, 16ᵉ édition, 1904.

Le second genre d'acquisitions thérapeutiques ne dérive plus d'indications nouvelles; mais d'*agents nouveaux* ou de *méthodes nouvelles* pour remplir des indications déjà connues. Ici ce ne sont plus les indications qui sont neuves, mais les moyens de les remplir.

Si l'on veut une comparaison avec ce qui existe dans la littérature, les nouvelles médications représenteront les *néologismes;* les nouvelles méthodes, les *tournures nouvelles.*

Ce sont ces deux sortes de méthodes thérapeutiques que l'on trouvera décrites ici.

Nous y réunissons tout ce qui n'est pas entré suffisamment dans les livres classiques, en nous attachant surtout aux nouveautés dont le caractère pratique semble bien net.

Pour la manière de se servir de ce *formulaire,* le lecteur nous saura gré de lui exposer le plan suivant lequel ce livre a été écrit.

Afin de faciliter les recherches, les matières ont été rangées par ordre alphabétique; c'est donc dans cet ordre qu'on trouvera à la fois les *médications nouvelles,* les *maladies* auxquelles elles se rapportent et les *médicaments* qui sont indiqués dans le texte ou dans les formules. De sorte que le lecteur pourra indif-

féremment puiser le renseignement qu'il désire
à l'une ou l'autre de ces trois sources.

Chaque nom de MALADIE est suivi du titre
des médications nouvelles, avec le renvoi au
numéro de la page, où chacune de ces médications forme un article.

Après chaque nom de MÉDICAMENT se trouvent
de même indiquées les nouvelles méthodes dans
lesquelles ces médicaments sont utilisés, avec
la page où ce médicament est nommé.

Chacune des MÉDICATIONS NOUVELLES est traitée
sur un plan identique, qui permet de trouver
le détail sur lequel on veut se renseigner.

En voici le canevas général :

Sous la rubrique, *principe de la méthode*,
est exposée l'idée directrice qui a donné naissance à la nouvelle médication.

Ensuite sont indiqués : la *nature des médicaments* ou *des agents thérapeutiques* employés,
le *mode d'administration* ou la *technique*, les
doses. Viennent après le *mode d'action*, les
effets de la nouvelle médication.

Les *indications* précisent les maladies qui
ressortissent à la méthode décrite ; à la fin, sont
de même signalés les *contre-indications* et les
accidents qui peuvent en résulter.

Cette manière uniforme crée un repérage

naturel, qui fournit au lecteur un moyen sûr pour s'orienter.

Un formulaire du genre de celui-ci ne se comprend donc et n'a sa raison d'être que s'il se dirige vers un but pratique, le vrai point de mire de la médecine positive.

Cette seconde édition renferme, outre les chapitres anciens remaniés et mis au courant des récentes acquisitions scientifiques, un grand nombre de nouveaux. A citer en parti-·ulier toute une série de *médications nouvelles :* médication *anticoagulante, antitoxique, antiu-ricémique, épidurale, hypotensive, intensive minéralisatrice, phosphorique acide, méthode des trois lavages, collargol, diète hydrique, entérokinase, photothérapie, radiothérapie, rachicocaïnisation, sérum antipesteux, sérum antituberculeux* (Marmoreck), *sérum de Tru-necek, zomothérapie,* etc.

Dr H. GILLET.

FORMULAIRE

DES

MÉDICATIONS NOUVELLES

————▷———✳———◁————

ABCÈS DE FIXATION OU MÉTHODE DE FOCHIER (DE LYON). — Principe de la méthode. — L'observation avait semblé montrer qu'en provoquant une inflammation suppurative non septique dans différents points du corps au moyen d'injections irritantes d'huile de térébenthine ou d'autres substances capables de faire naître du pus collecté, on parvenait pour ainsi dire à épurer le sang et à empêcher l'intoxication due aux infections diverses; d'où l'idée d'instituer cette méthode de traitement des affections pyogéniques ou autres par la provocation d'abcès artificiels (abcès de fixation).

Nature de la médication. — On fait usage d'huile de térébenthine, d'éther, de nitrate d'argent, etc.

Mode d'administration. — C'est exclusivement en injections sous-cutanées qu'agissent les corps pour provoquer une réaction inflammatoire.

Dose. — De quelques gouttes à un centimètre cube, selon l'effet à produire.

Mode d'action. — On provoquerait ainsi, non seulement une espèce de dérivation, d'émonctoire, mais on exalterait le pouvoir phagocytaire et bactéricide.

Si on a parfois rencontré dans ces abcès le même microbe que celui de la maladie traitée, le plus souvent l'abcès est absolument stérile; mais on y rencontre des poisons, non seulement microbiens, mais même végétaux ou minéraux.

Il y a vers l'abcès un *appel électif de poison,* qui pour l'arsenic et le mercure par exemple serait quatre à cinq fois plus fort que pour le reste des organes.

C'est donc un peu plus que le vieux cautère ou l'ancien vésicatoire [1].

EFFETS. — A. *Locaux.* — Localement, on assiste au développement d'une inflammation suppurative, avec ses symptômes locaux, rougeur, chaleur, douleur.

B. *Généraux:* — Comme retentissement général, frisson, fièvre, embarras gastrique. Les abcès ainsi provoqués par les injections d'huile de térébenthine paraissent amener peu à peu une amélioration. A l'apparition du pus dans les foyers de ces abcès, le poumon par exemple semble se dégorger et la régression des phénomènes morbides commencer sous cette influence.

ACCIDENTS. — Cette méthode a pu exposer à de sérieux dangers et provoquer de la néphrite (Semmola). Il est vrai que les abcès s'étaient infectés. Il faut donc y veiller.

INDICATIONS. — On a employé la méthode des abcès de fixation dans les *infections puerpérales* graves et dans différentes infections. Les phlegmons artificiels constitueraient une méthode de sauvetage pour l'organisme gravement atteint, comme dans la *pleurésie*

---

[1] Jacques Carles, *les Abcès de fixation dans les maladies infectieuses et les intoxications* (thèse, Bordeaux, novembre 1902).

purulente, et principalement la *pneumonie, broncho-pneumonie, fièvre typhoïde, septicémie, intoxications diverses.*

CONTRE-INDICATIONS. — Complications rénales.

ABCÈS. — **Abcès hépatiques.** — Antisepsie intestinale (p. 38), évacuante (p. 42), astringente (p. 44).

Abcès périnéphrétiques et rénaux. — Antisepsie intestinale (p. 38); antisepsie générale (p. 13 et 14); antisepsie médicale des voies urinaires (p. 47).

Abcès pulmonaire. — Antisepsie des voies respiratoires inférieures (p. 25); inhalations antiseptiques (p. 25); médication interne (p. 30); injections intra-pulmonaires (p. 119); vaporisations antiseptiques (p. 27).

ABLATION DES AMYGDALES. — Antisepsie des voies digestives et respiratoires supérieures (p. 16).

ACIDOTHÉRAPIE. — Voir : *Phosphorique* (acide) (p. 191).

ACNÉ. — Levure de bière (p. 174).

ADÉNITE TUBERCULEUSE. — Antisepsie des voies respiratoires inférieures (p. 25); injections sous-cutanées de créosote ou méthode de Burlureaux (p. 142), intensive (médication iodée) (p. 151).

ADÉNOPATHIES. — Intensive (médication arsénicale) (p. 148).

Adénopathie trachéo-bronchique. — Intensive (Médication belladonée) (p. 150).

ADRÉNALINE. — Voir : Injections intraveineuses (p. 122); *Suc surrénal* (p. 236).

AIR. — **Air froid.** — L'air très refroidi, à 0° et

bien au-dessous, a été essayé dans différentes affections.

Air chaud. — Weiggert a proposé l'air chaud en inhalations dans la *tuberculose* dans le but de détruire les bacilles.

ALBUMINURIE DYSPEPSIQUE.— Levure de bière (p. 174). Minéralisatrice (médication) (p. 178).

ALCALOïDES. — En applications externes antithermiques. Voir : *Badigeonnages antifébriles.*

ALCOOLISME. — Sérum antialcoolique (p. 208).

ALIÉNATION MENTALE. — Séquardine (p. 205); suggestion (p. 243); transfusion nerveuse (p. 246).

ANÉMIE. — Antisepsie intestinale (p. 38); antisepsie simple (p. 40); antisepsie évacuante (p. 42); ferrugineux en injections sous-cutanées (p. 101); intensive (médication arsénicale) (p. 148); glycéro-phosphates (p. 105); sérothérapie, sérum artificiel (p. 224); séquardine (p. 205); spermine (p. 231); transfusion nerveuse (p. 246).

Anémie pernicieuse. — Ferrugineux en injections sous-cutanées (p. 101); glycérophosphates (p. 105); suc médullaire (p. 248).

Anémie plasmatique. — Minéralisatrice (Médication) (p. 178).

ANESTHÉSIE. — Voir : *Rachicocaïnisation,* p. 199.

ANÉVRISME. — Sérum gélatiné (p. 230).

ANGINES. — Antisepsie générale (p. 13, 14); antisepsie des voies digestives et respiratoires supérieures (p. 16).

Angine à streptocoque, Pseudo-membraneuse

non diphtérique. — Sérum antistreptococcique (p. 217); streptocoxine (p. 231).

Angine diphtérique. — Voir : *Diphtérie* (p. 90).

ANTHRAX. — Levure de bière (p. 174).

ANTICOAGULANTE (MÉDICATION).

Principe de la méthode. — Modifier le sang de façon à empêcher sa coagulation.

Nature des médicaments. — *Extrait de sangsue. Sérum artificiel à forte dose.*

Mode d'administration. — Extrait de sangsue, injections sous-cutanées, par voie buccale, rectale.

Sérum artificiel en injections sous-cutanées, intra-veineuses (?), par voie rectale.

Indications. — *Phlébite puerpérale, variqueuse, plegmasia, thrombose.*

ANTIDIPHTÉRIQUE. — Voir : *Sérum antidiphtérique.*

ANTIPYRÉTIQUE (méthode externe). — Voir : *Badigeonnages.*

ANTISEPSIE MÉDICALE. — Principe de la méthode.

— Sœur puînée de l'antisepsie chirurgicale, l'antisepsie médicale essaye d'appliquer à l'intimité des organes les principes en usage dans le traitement des plaies. Poursuivre jusque dans les viscères, jusque dans les cellules, les microbes infectieux pour les détruire ou les annihiler, voilà son but.

Ce but, on peut l'atteindre différemment. Tantôt l'on tente l'*antisepsie générale*. On veut rendre la lymphe et le sang eux-mêmes antiseptiques et faire que la vie des bactéries soit impossible dans le milieu intérieur.

C'est la méthode qui a fourni le moins de résultats

pratiques par la difficulté d'élever suffisamment les doses, dans la crainte d'empoisonner le malade. Il y a de plus le choix de l'antiseptique approprié à telle ou telle infection. Tout antiseptique n'est pas panacée ; chacun ne vaut que pour tel ou tel microbe, et encore à une dose minima au-dessous de laquelle l'action reste inefficace.

C'est ainsi que M. Albert Robin a montré la possibilité de la pneumonie, de la fièvre typhoïde chez les syphilitiques, malgré l'imprégnation mercurielle. Il est vrai que le fait ne permet pas une généralisation à toutes les maladies infectieuses, mais à la seule pneumonie et à la seule fièvre typhoïde ; et non pour tous les antiseptiques, mais pour le seul sublimé. La question ne peut être menée au delà.

A côté de cette antisepsie générale vient l'*antisepsie localisée* à tel ou tel organe.

A. Antisepsie interne générale. — PRINCIPE DE LA MÉTHODE.

— On espère, par l'absorption de substances antiseptiques, tuer les microbes au sein même des humeurs de l'organisme, ou tout au moins empêcher leur culture et ses conséquences, par une sorte d'imprégnation de tous les tissus.

NATURE DES MÉDICAMENTS. — Les médicaments qui peuvent servir comme antiseptiques internes doivent réunir deux conditions :

1o Être doués d'une valeur antiseptique indéniable, c'est la condition *sine qua non ;*

2o Ne posséder qu'une toxicité minime, qui permette de les employer à dose bactéricide suffisante, sans crainte de phénomènes toxiques.

On remplit difficilement ces deux conditions un peu opposées. Le médicament type est encore à trouver.

Des médicaments essayés dans ce but il ne reste

guère que le sublimé, très abandonné; l'acide phénique, dangereux; le salol, auquel on a tenté de joindre
le lysol.

MODE D'ADMINISTRATION. — Le salol ou le lysol
s'administrent en suspension dans un julep gommeux :

    Julep gommeux. . . . . 120 grammes.
    Salol. . . . . :   3   —
                              (GOUGUENHEIM.)

Pour l'acide phénique chez l'adulte, on n'en peut
donner plus de 25 centigrammes à la fois. On n'en
doit pas administrer du tout à l'enfant.

Il est bon d'avoir présent à la mémoire que le sulfate de soude ou le sulfate de magnésie constituent les
meilleurs antidotes du poison.

L'acide salicylique s'emploie aussi :

    Acide salicylique. . . . .   1 gramme.
    Julep gommeux : 120   —

Voir, comme action analogue : *Collargol* (p. 83).

MODE D'ACTION. — Mélangé au milieu de culture de
tels ou tels microbes, tels ou tels antiseptiques
arrêtent ou empêchent les développements des colo-
nies. On suppose que le même résultat s'obtient au
milieu des tissus.

EFFETS. — Lorsqu'on introduit les médicaments
antiseptiques dans l'économie, leur action se manifeste par un abaissement de la température fébrile.
En même temps on voit diminuer la toxicité des pro-
druits d'excrétion (urine, fèces, etc).

L'abaissement de température peut tenir à deux
causes : 1o la suppression bienfaisante de l'activité
des microbes ; 2o la propriété hypothermisante et par
cela nuisible à une certaine dose de l'agent médicamenteux employé.

ACCIDENTS. — Mais, à côté de cette antipyrèse, on

note une action dépressive sur les centres nerveux et circulatoire, collapsus, syncope, etc. Pour l'acide phénique, la coloration brunâtre des urines doit éveiller l'attention sur la possibilité de l'intoxication.

INDICATIONS. — Dans *toutes les infections,* on peut avoir recours à l'antisepsie générale, mais en en surveillant l'action.

B. **Antisepsie localisée.** — C'est plutôt par l'antisepsie localisée que nous avons barre sur les infections, et notre pouvoir augmente lorsque nous nous en servons comme moyen prophylactique. C'est ainsi qu'on pratique l'*antisepsie des voies respiratoires et digestives supérieures, bouche, fosses nasales, larynx;* celle des *voies respiratoires inférieures, bronches* et *poumon;* celle du *tube digestif, estomac, intestin,* une des plus importantes et d'applications multiples; celle des *voies urinaires,* celle de la *peau.*

Dans cette antisepsie localisée, on n'attaque pas directement le milieu intérieur plus ou moins infecté, mais on veille à supprimer les causes de son infection. C'est un procédé qui ne devient curatif qu'en seconde étape; il est d'abord prophylactique.

Nous passerons en revue tous ces procédés.

ANTISEPSIE DES VOIES RESPIRATOIRES ET DIGESTIVES SUPÉRIEURES. — PRINCIPE DE LA MÉTHODE. — On constate que dans un grand nombre de maladies infectieuses, que dans les fièvres exanthématiques, la gravité du pronostic dépend le plus souvent d'*infections secondaires* surajoutées. C'est ainsi que la rougeole, par elle-même ordinairement assez bénigne, devient plus grave par suite de la bronchopneumonie. Sur l'infection morbilleuse se greffe l'infection streptococcique.

Or la contamination des voies respiratoires inférieures, du lobule pulmonaire, procède de celle des voies digestives et respiratoires supérieures, du nez, de la bouche, réceptacle de microbes nombreux. On en a isolé plus de vingt espèces différentes (Vignal, David), parmi lesquels le streptocoque, le pneumocoque, etc.

Si l'on considère qu'à l'état de maladie, les sécrétions normalement bactéricides voient s'affaiblir ou perdre leur pouvoir de détruire les microbes, on conçoit qu'on ait l'idée de renforcer ou de suppléer l'action défensive du mucus nasal (Wurtz), ou buccopharyngé, par celle de certains antiseptiques appliqués localement.

Par contre-coup, ces antiseptiques locaux possèdent une propriété générale indirecte, puisqu'ils entravent le développement d'une infection à lésion localisée, la broncho-pneumonie, par exemple, mais à effet général, par suite de la diffusion des toxines.

Dans les affections microbiennes primitivement locales, on fait par l'antisepsie le traitement rationnel.

Nature des médicaments. — Les substances mises en œuvre ne peuvent être indiquées que pour l'heure actuelle. L'avenir nous en réserve sûrement de nouvelles, qui viendront s'ajouter à celles que nous utilisons aujourd'hui ou les remplacer.

Leur liste est encore restreinte.

L'*acide borique* tient une large place dans cette méthode, par cette raison qu'on l'applique surtout chez l'enfant, et que l'acide borique, par sa toxicité infime, représente l'antiseptique par excellence de la médecine infantile. Le *borax* s'emploie au même usage.

On en a ajouté d'autres : le *menthol*, le *phénosalyl*, etc.

Il n'y aura pas grand inconvénient à tirer profit du *permanganate de potasse,* au besoin du *sublimé* à très faible dose et d'autres antiseptiques peu toxiques.

Mode d'administration. — Doses. — Que ce soient le nez, la bouche ou la gorge dont on veuille assurer l'antisepsie, c'est sous forme liquide, en lavages, en irrigations, en gargarismes, qu'on prescrit le médicament; on l'emploie souvent en poudre, en insufflation pour les cavités nasales.

L'*acide borique*, comme le *borax*, exige des solutions saturées. Pour l'acide borique, on en dissout à chaud 40 grammes pour 1 000 d'eau filtrée et bouillie.

L'*acide phénique* à 1 p. 100, le *sublimé* de 1 à 2 p. 1 000 ont leurs applications.

Le *menthol* s'incorpore aux corps gras, par exemple en solution à 10 p. 100 dans la vaseline liquide.

Le *permanganate de potasse* rend service en solution à 1/2, 1 ou 2 p. 1 000; l'*acide salicylique* à 1/2 à 2 p. 1 000.

On a vanté l'utilité de la solution suivante :

Liqueur de Labarraque (hypochlorite de soude) . . . . 50 grammes.
Eau bouillie . . . . 1 litre.
(Roux.)

Antisepsie de la bouche et de la gorge. —
Parmi les nombreuses solutions antiseptiques employées, ou peut retenir les suivantes :

1° Gargarismes :

N° 1. Salol . . . . 2 grammes.
        Acide borique . . . . 10 —
        Alcool . . . . 40 —
        Eau bouillie . . . . 500 —

N° 2. Phénosalyl pur . . . . 1 gramme.
        Glycérine . . . . 25 —
        Alcool de menthe . . . . . . 5 —
        Eau . . . . 250 —

N° 3. Acide phénique . . . . 10 centigr.
        Acide benzoïque . . . . . . 3 grammes.
        Teinture d'eucalyptus . . . 10 —
        Eau . . . . 1 litre.
(P. Le Gendre.)

N° 4.   Menthol. . . . .   1 gramme.
        Alcool.   16   —
        Eau.   984   —
                                          (SABBATAIN.)

N° 5.   Acide borique. . . . .   20 grammes.
        Sublimé. . . . .   1 centigr.
        Essence de menthe. . . . .   1 goutte.
        Eau . . . .   500 grammes.

2° Topiques :

N° 1.   Glycérine . . . .   70 grammes.
        Borax.   20   —
        Eau.   20   —

N° 2.   Glycérine. . . . .   20 grammes.
        Résorcine. . . . .   30 centigr.

N° 3.   Glycérine . . . .   20 grammes.
        Sublimé.   1   —
                                          (MOIZARD.)

dans la diphtérie, en attouchements.

3° Irrigations, lavages. — Pour les irrigations, on a le choix entre les solutions saturées d'acide borique, de borax à 4 p. 100, ou encore :

N° 1.   Acide borique . . . .   35 grammes.
        Naphtol β. . . . .   20 centigr.
        Eau. . . . .   1 litre.
                                          (P. LE GENDRE.)

N° 2.   Acide phénique . . . .   1 gramme.
        Acide borique.   25   —
        Thymol . . . .   50 centigr.
        Essence de menthe. . . . .   XX gouttes.
        Teinture d'anis. . . . .   10 grammes.
        Eau. . . . .   1 litre.
                              (DUJARDIN-BEAUMETZ.)

Cette mixture s'emploie mélangée avec quantité égale d'eau.

N° 3.   Eau oxygénée à 12 volumes. . . . .   50 à 100 grammes.
        Eau bouillie. . . . .   1 litre.

N° 4.   Hydrate de chloral. . . . .   5 à 10 grammes.
        Eau bouillie. . . . .   1 litre.

| No 5. | Permanganate de potasse . . . . . | 1 gramme. |
| | Eau bouillie. . . . . | 4 litres. |

En irrigations pour la gorge, conviennent encore les solutions d'acide salicylique :

No 6.	Acide salicylique	1 gramme.
	Alcool.	20 —
	Eau.	980 —
		(PARISOT.)

Voici encore une autre solution antiseptique, non toxique :

No 7.	Borate de soude.	11 grammes.
	Acide borique.	5 —
	Acide salicylique.	5 —
	Eau saturée d'essence de thym. . .	1000 —
		(L. PORTES.)

4o Savonnage. — On a aussi conseillé, comme moyen très efficace pour antiseptiser la bouche, le *savonnage,* pratiqué avec une brosse et du savon, du vulgaire savon de Marseille.

On rince ensuite avec une solution antiseptique, soit la précédente, soit celle-ci :

Phénosalyl.	3 grammes.
Alcoolat de cochléaria	25 —
Teinture de benjoin	XL gouttes.
Essence de citron	V —

Une cuillerée à café pour un verre d'eau bouillie tiède.

Antisepsie des fosses nasales. — 1o **Lavages, irrigations, bain nasal** (Depierris). — Les lavages boriqués, d'après MM. Lermoyez et Helme, ne seraient guère qu'aseptiques. Les autres antiseptiques, sublimé au 1/10000, acide phénique à 1/200, ont de grands inconvénients par leur action caustique sur la muqueuse.

Les pommades feraient perdre aux antiseptiques leur pouvoir bactéricide (Ceppi).

Comme lavage, il serait préférable d'adopter le mélange suivant :

Phénosalyl. .	1 gramme.	
Chlorure de sodium . .	6	—
Eau bouillie. .	1 litre.	

On pourrait aussi faire usage de l'*asaprol* en solution de 1 ou 2 p. 100 (Moncorvo).

Pour que les solutions destinées à pratiquer l'antisepsie du nez, de la bouche et du pharynx remplissent complètement leur office, certaines manœuvres sont nécessaires.

Les *irrigations* se font à l'aide d'un bock ou d'un clyso, muni d'une canule propre et spéciale à la région.

On peut, avec le clyso, effectuer les *lavages du nez;* c'est ainsi qu'on le pratique dans les hôpitaux d'enfants. Le liquide doit entrer par une narine et sortir par l'autre, le pharynx nasal se trouve ainsi nettoyé. La manœuvre consiste à mettre sur un plan déclive la narine de sortie.

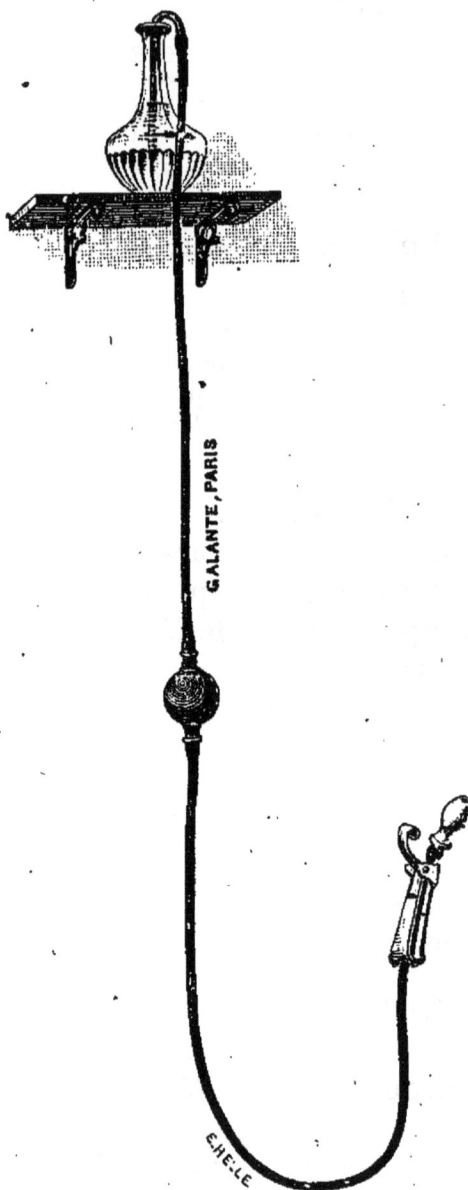

Fig. 1. — Siphon de Weber.

Le siphon de Weber (fig. 1) possède certains avantages. Terminé par une olive qui bouche la narine d'entrée et empêche le reflux du liquide, il permet, après avoir été une fois amorcé à l'aide de la poire en caoutchouc intercalée sur le trajet de son tube, de faire passer, sans arrêt ni effort spécial, une grande quantité du liquide irrigateur, ce qui n'est pas sans utilité ; mais il n'a pas la force de projection de l'irrigateur. Ce n'est pas du reste un désavantage au point de vue de l'infection des trompes.

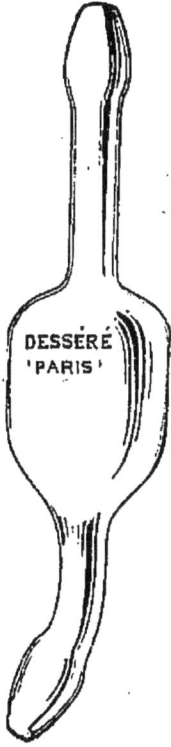

Le lavage des fosses nasales s'obtient encore bien mieux, et d'une façon très simple, au moyen de la *pipette nasale de Depierris* (fig. 2), avec laquelle on pratique le bain nasal.

On remplit l'appareil dans la solution prescrite, on bouche l'extrémité supérieure, on introduit l'extrémité inférieure dans une narine, la tête en arrière, puis on laisse ressortir par la même narine ou par l'autre à volonté.

Fig. 2. — Pipette en verre pour le bain nasal. (V. Depierrris.)

2° **Pulvérisations**. — Avec le pulvérisateur nasal de Ruault (fig. 3), on fait de même pénétrer les antiseptiques sous forme de pulvérisation.

3° **Instillations, onctions**. — Lorsqu'on emploie les dissolutions huileuses ou les pommades, on enduit les cavités nasales à l'aide d'un petit tampon d'ouate, porté au bout d'un petit manche de bois ou de verre.

On commence le plus souvent par un lavage soigné, avec la solution boriquée à 4 p. 100 par exemple, et

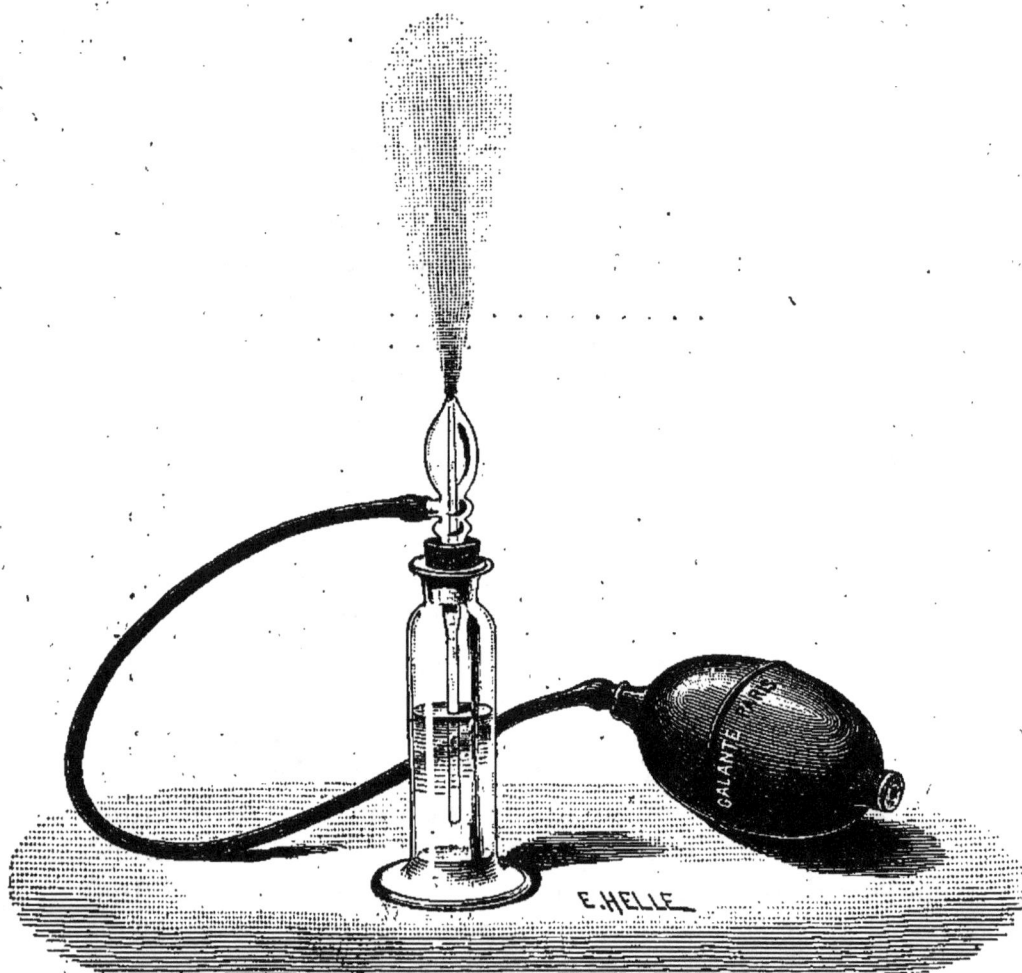

Fig. 3. — Pulvérisateur nasal de Ruault.

l'on termine par une application de vaseline liquide mentholée au 1/20, ou même au 1/10, ou encore :

Menthol	10 à 20 centigr.
Acide borique	3 à 4 grammes.
Vaseline blanche	20 à 30 —

On enduit le plus profondément possible les cavités nasales à l'aide de boulettes d'ouate imprégnées du médicament et montées sur une tige longue.

4° **Insufflations.** — Le meilleur procédé serait encore les insufflations de poudre, comme l'*aristol* ou l'*iodol*.

Pour faire la désinfection du *rhino-pharynx*, on peut porter dans l'arrière-gorge, à l'aide d'un pinceau aseptique, quelques gouttes d'un collutoire antiseptique; par exemple :

```
Menthol. . . . . . . . . . . . . .     1 gramme.
Huile de vaseline stérilisée . . . .   30    —
```

INDICATIONS. — On doit faire l'antisepsie prophylactique des voies digestives et respiratoires supérieures dans la plupart des maladies infectieuses, *fièvres éruptives* et autres. C'est le cas dans la *coqueluche*, la *fièvre typhoïde*, la *rougeole*, la *scarlatine*, la *variole*, la *varicelle*, la *pneumonie*, la *broncho-pneumonie*, le *diabète*, les *aphtes*, les *angines* de toute nature, dans les *diphtériques* surtout, les *végétations adénoïdes*, le *coryza chronique*.

On doit faire l'antisepsie de la gorge, après l'*ablation des amygdales*. A la suite de cette opération, il n'est pas rare que la plaie opératoire se couvre de produits pseudo-membraneux, souvent sans importance, mais parfois de nature diphtéritique vraie, c'est-à-dire avec bacille de Lœffler.

L'antisepsie systématique des premières voies digestives et respiratoires constitue une pratique à recommander; elle est *obligatoire dans la médecine d'enfants*.

Antisepsie du larynx par badigeonnages.

— PRINCIPE DE LA MÉTHODE. — Aller porter le topique sur la muqueuse laryngée même, c'est là un procédé du ressort du laryngologiste; pour certaines affections, la méthode devient purement médicale.

NATURE DU MÉDICAMENT. — La liste des substances est longue. Quelques-unes sont spéciales à telle ou telle maladie : l'*acide lactique* pour la tuberculose, le *pyoctanin* pour le cancer, la *résorcine* ou l'*asaprol* pour la coqueluche. Ces substances ont été recommandées par M. Moncorvo (de Rio de Janeiro). Il les emploie de la façon suivante :

N° 1. Résorcine. . . . .   1 gramme.
        Eau.   9   —

N° 2. Asaprol. . . . .   1 gramme.
        Eau.   99   —

A l'aide d'un pinceau recourbé ou d'une boulette d'ouate fixée sur un manche coudé, on badigeonne l'ouverture même du larynx, deux fois par jour.

Mode d'action. — Pour la résorcine et l'asaprol, on aurait une action bactéricide sur l'agent pathogène de la coqueluche, bacile d'Afanasiew ou micrococque de Moncorvo.

Effets. — La coqueluche céderait à brève échéance.

Inconvénients. — Il y a parfois indocilité de la part des enfants.

Indications. — Les badigeonnages intralaryngés constituent surtout une médication nouvelle dans la *coqueluche*.

ANTISEPSIE DES VOIES RESPIRATOIRES INFÉRIEURES (BRONCHES, POUMONS). — Principe de la méthode.
— Aller porter l'antisepsie jusque sur les bronches et surtout jusqu'à l'alvéole pulmonaire, voilà le but. Pour y parvenir, deux voies :

1° La voie directe, par les *inhalations* et les *pulvérisations* ;

2° La voie détournée, par absorption intestinale et *élimination par le poumon.*

1° **Inhalations.** — On leur reproche de ne pas atteindre, à cause de l'air résidual, l'alvéole lui-même ;

mais sur tout le reste du tractus broncho-pulmonaire, ce procédé conserve toute sa valeur.

NATURE DES SUBSTANCES. — Ce sont ordinairement des substances volatiles ou volatilisables : acide phénique, créosote, eucalyptus et ses préparations, camphre, naphtaline, résorcine, acide fluorhydrique, etc.

MODE D'ADMINISTRATION ET DOSAGE. — 1º *Antisepsie par évaporation naturelle.* — On laisse le médicament s'évaporer à l'air libre. On peut le laisser se répandre dans la chambre et l'imprégner, ou bien faire faire des séances de humage ou d'inhalations, le malade venant respirer les vapeurs antiseptiques à des intervalles réglés : toutes les heures, toutes les deux heures, comme on peut le prescrire avec les solutions suivantes :

Nº 1.   Acide phénique pur cristallisé . . . 100 grammes.
      Eau. 700   —
                             (CONSTANTIN PAUL.)

Nº 2.   Menthol. . . . . : . . . 20 grammes.
      Huile d'olive stérilisée. 100   —
                  (GARDNER, d'Édimbourg.)

Le patient inspire profondément toutes les deux heures à raison de XV gouttes, à deux reprises par séance.

Nº 3.   Créosote du hêtre . . . . 1 gramme.
      Essence d'eucalyptus. 20   —
      Essence de menthe ou de sauge . . 5   —
      Menthol. 2   —

X à XV gouttes à inhaler 3 ou 4 fois par jour.

Nº 4.   Acide phénique cristallisé . . . . . 1 gramme.
      Créosote du hêtre . . . . 5 centigr.
      Essence de menthe. . . . . 5 grammes.
      Essence d'eucalyptus. 20   —

X gouttes, 3 ou 4 fois par jour.

N° 5.   Eucalyptol. . . . .   20 grammes.
           Essence de térébenthine.   20   —
           Créosote.   20   —
           Iodoforme. . . . .   50 centigr.
           Éther. . . . .   5 grammes.

N° 6.   Créosote. . . . .   50 grammes.
           Gaïacol.   5   —

Les propriétés antiseptiques du chloroforme, par
exemple, peuvent être utilisées en inhalations, sous
la forme suivante :

        Huile. . . . .   100 grammes.
        Chloroforme pur.   1   —

A faire respirer dans un *appareil à inhalations*, plusieurs fois la journée. L'huile ne cède son chloroforme que lentement.

2° **Évaporation artificielle.** — On facilite l'évaporation par la chaleur en projetant le corps volatilisable
sur une brique chaude, sur un porolithe, ou *évaporation artificielle*, ou dans une certaine quantité d'eau
chaude ; c'est la *fumigation*.

3° **Vaporisations, pulvérisations.** — Le plus souvent
on pratique des *vaporisations* ou des *pulvérisations*.
L'humidification de l'atmosphère prend sa part dans
le résultat thérapeutique en facilitant l'expectoration
et en détachant les exsudats (Variot).

Voici quelques solutions recommandées :

N° 1.   Acide phénique . . . .   25 grammes.
           Eau.   975   —

N° 2.   Créosote. . . . .   10 grammes.
           Alcool.   20   —
           Eau. . . . .   Q. S. pour 1 litre.

N° 3.   Acide thymique . . . .   5 grammes.
           Acide phénique   20   —
           Alcool.   100   —
           Eau distillée.   875   —

(A. SEVESTRE, C.-J. SMITH.)

A mettre dans un pulvérisateur à vapeur, au besoin

dans un pulvérisateur à main, et même faire simplement évaporer dans un plat de tôle émaillée placé sur un fourneau portatif ou une lampe à alcool.

Voici encore d'autres formules :

N° 4.   Acide phénique . . . . 280 grammes.
        Acide salicylique. . . . . 56. . —
        Acide benzoïque 112   —
        Alcool pur. 468   —
                                    (HUTINEL.)

Une cuillerée à bouche toutes les deux ou trois heures dans des récipients d'eau bouillant sur un fourneau ou sur une lampe à alcool.

N° 5.   Résorcine . . . . 50 grammes.
        Eau. . . . . 1 litre.

N° 6.   Essence de térébenthine. . . . . . 10 grammes.
        Teinture d'eucalyptus . . . . } 5 —
        Acide phénique . . . . }
        Alcool à 65°. . . . . 300 —
        Eau distillée . . . . 680 —
                                    (C.-J. SMITH.)

N° 7.   Essence de Gaultheria (essence de
           Wintergreen) . . . . 5 grammes.
        Alcool. . . . . 200 —
        Eau. 200   —
                                    (GOSSELIN.)

Cette solution a été déjà préconisée par Gosselin dans le pansement des plaies. Elle possède une odeur agréable.

N° 8.   Teinture d'eucalyptus. . . . . . . } 10 grammes.
        Acide phénique . . . . }
        Essence de térébenthine . . . . . . 30 —
        Alcool. . . . . 300 —
        Eau. . . . . 1000 —
                          (LEWENTANER, de Constantinople.)

N° 9.   Eucalyptol. . . . . 10 grammes.
        Essence de thym . . . . }
        Essence de citron . . . . } ā ā ā 5 grammes.
        Essence de lavande . . . .)
        Alcool à 90°. . . . . 150 grammes.

Une cuillerée à bouche pour un litre d'eau.

On peut aussi faire des pulvérisations avec l'eau chloroformée au 5/1000 (Desprès), qui serait prophylactique de l'influenza.

On a une certaine latitude dans le choix des substances et des formules, que nous aurions pu multiplier. Nous avons surtout donné des types.

MODE D'ACTION. — Toutes ces substances volatiles ou volatilisables, mises en contact avec des cultures, en empêchent le développement. On en déduit qu'au sein des organes elles agissent dans le même sens.

INDICATIONS. — Les vaporisations, les inhalations antiseptiques trouvent leurs indications non seulement dans les affections thoraciques, mais aussi dans celles des voies digestives et respiratoires supérieures qui se rencontrent sur leur passage.

On les prescrira dans les *angines*, même simples, mais à plus forte raison dans l'*angine diphtérique*, concurremment avec les gargarismes et les attouchements médicamenteux spéciaux.

La même indication se présente pour les affections du larynx et surtout pour celles qui sont de nature infectieuse : *diphtérie laryngée, tuberculose du larynx* avec ulcération et pus, *cancer ulcéré du larynx, syphilis*, etc.

On tentera, par les mêmes moyens, l'antisepsie dans les affections bronchiques ou pulmonaires : *bronchite fétide, gangrène des extrémités bronchiques, dilatation bronchique, tuberculose pulmonaire avec purulence, gangrène pulmonaire*, fistule pleuro-pulmonaire dans la *pleurésie purulente* [1].

Dans l'*influenza*, les pulvérisations antiseptiques, chloroformées par exemple (Desprès), auraient une

---

1 Voy. *Injections intrapulmonaires*, p. 119. — *Injections intratrachéales*, p. 120. — *Instillations intratrachéales*, p. 147.

réelle valeur prophylactiquè contre les complications pulmonaires.

4° Médication interne ou par élimination pulmonaire. — PRINCIPE DE LA MÉTHODE. — Au lieu de mettre immédiatement en contact le médicament avec la lésion, par suite même de la difficulté d'obtenir un contact rigoureux et complet, on a recours à l'absorption de certaines substances, qui s'éliminent en partie par le poumon. L'antisepsie des alvéoles s'effectue à leur niveau de dedans au dehors, au lieu de dehors en dedans. C'est ce qu'on faisait jadis avec les balsamiques, dont certains ont des propriétés antiseptiques indéniables.

NATURE DES MÉDICAMENTS ET DOSAGE. — A côté de médicaments déjà très employés, comme le goudron, la térébenthine et ses dérivés, la terpine par exemple, on a plus spécialement recommandé la *créosote*, le *gaïacol* et ses sels, le *thiocol*, les préparations d'*eucalyptus*, l'*hyposulfite de soude*, l'*iodoforme*, l'*aristol*, etc.

La créosote se prescrit sous des formes diverses. On doit en faire absorber environ un gramme par vingt-quatre heures. Le vin créosoté, l'huile de foie de morue créosotée — voir *Injections sous-cutanées massives de créosote* (méthode de Burlureaux (p. 142) — sont d'un emploi journalier.

On peut l'associer à d'autres substances également utiles, comme dans les cachets suivants :

Phosphate de chaux ou glycérophosphate	1	gramme.
Poudre de cachou ou tannin à l'alcool.	3	—
Créosote du hètre	1	—

pour huit cachets. A prendre deux le matin, deux à midi, deux l'après-midi, deux le soir, aux repas ou avec un peu de lait.

On a donné :

N° 1. Gaïacol . . . .   2 grammes.
        Alcool.   20   —
        Eau.   180   —
                                            (SALI.)

Deux cuillerées à bouche après les repas.

N° 2. Alcoolature d'eucalyptus . . . . . .   2ᵍʳ,50.
        Julep gommeux . . . .   120 grammes.

Par cuillerées à bouches dans la journée, soit pur, soit dans une infusion légère de thé ou de menthe.

N° 3. Hyposulfite de soude.   6   —
        Teinture d'eucalyptus   50   —
        Sirop de térébenthine.   60   —
        Eau.   60   —

Toutes les deux heures une cuillerée à bouche dans un peu de lait.

On a reconnu les propriétés bactéricides de la menthe poivrée, qu'on peut administrer sous forme d'alcoolat.

Il y a avantage à l'associer à la créosote, comme le fait M. Michele dans la préparation suivante :

N° 4. Créosote. . . . .   8 grammes.
        Alcool pur.   560   —
        Glycérine.   150   —
        Chloroforme.   20
        Essence de menthe.   8   —
                                            (MICHELE.)

Une cuillerée à bouche toutes les trois heures dans du lait.

Voici un *vin au gaïacol* :

N° 5. Gaïacol 7ᵍʳ,50
        Teinture de quinquina . . . .   20 grammes.
        Vin de Malaga.   100   —
                                            (BOURGET.)

N° 6. Gaïacol . . . .   3 grammes.
        Huile de foie de morue.   200   —

Donner dans la journée de une à six cuillerées à bouche.

Commencer par une cuillerée à bouche à chaque repas, et aller jusqu'à deux et trois cuillerées à bouche, progressivement.

Lavements :

N° 1.   Gaïacol . . . .   2 grammes.
     Huile d'amandes douces   20   —
     Gomme arabique pulvérisée   10   —
     Eau.   950   —

pour quatre lavements.

On peut remplacer par une préparation moins coûteuse :

N° 2.   Jaune d'œuf. . . . .   Un.
     Huile d'olive. . . . .   Une cuiller à bouche.
     Gaïacol . . . .   X gouttes.
     Eau. . . . .   1/4 de litre.

pour un lavement à garder.

Frictions. — On peut profiter de l'absorption des substances dissoutes dans les corps gras, pour administrer la créosote, le gaïacol ou d'autres antiseptiques.

     Créosote. . . . .   20 grammes.
     Huile de foie de morue.   200   —

On fait une friction sur le thorax, et l'on recouvre de couvertures, pour maintenir dans une atmosphère créosotée et faciliter l'absorption.

On a tenté de faire l'*antisepsie pulmonaire* par voie interne au moyen d'autres substances encore.

Le *tanin* possède aussi une certaine valeur comme antiseptique, et il donne de bons résultats dans la tuberculose (Raymond et Arthaud); mais il faut en faire absorber deux grammes et plus par jour. C'est dans ce sens qu'agissent les sirops iodotanniques, le cachou, qui contient environ moitié tanin.

On a prescrit à hautes doses, jusqu'à 10 grammes dans les vingt-quatre heures, en limonades, en sirop, en potion, l'*acide borique* (Gaucher).

On a mis à contribution le pouvoir antizymotique d'un composé chimique très anciennement connu, mais introduit depuis peu dans la thérapeutique, le *fluorure de sodium*, à la dose de 5 milligrammes et même plus chez l'enfant (Bourgeois, de Tourcoing), de 10 à 50 centigrammes chez l'adulte.

Le *chloroforme* possède une certaine valeur comme antiseptique pulmonaire.

Chloroforme pur.	4 à 10 grammes.
Huile de foie de morue.	1 litre.
	(DESPREZ.)

Deux cuillerées à bouche par jour, au moment des repas.

Au congrès médical de Bordeaux (1895), M. Crocq père (de Bruxelles) a montré les avantages qu'on peut retirer du *nitrate d'argent* dans la tuberculose pulmonaire.

Il aurait comme effet d'activer la nutrition, de diminuer l'expectoration et la congestion pulmonaire.

Le nitrate d'argent agit de plus favorablement sur la muqueuse de l'estomac, dont il excite la sécrétion, contrairement à la plupart des autres médicaments.

INDICATIONS. — L'antisepsie pulmonaire par voie interne est indiquée dans la *tuberculose pulmonaire*, la *gangrène pulmonaire*, les *abcès du poumon*, la pneumonie avec *hépatisation grise*, la *broncho-pneumonie*, la *dilatation bronchique*, la *bronchite fétide*, la *gangrène des extrémités bronchiques*, la *pleurésie purulente ou gangreneuse*, avec ou sans fistule pleuropulmonaire, dans la *diphtérie*, dans la *coqueluche*, la *rougeole*, la *grippe*.

Tantôt on fait agir la méthode dans un but curatif, tantôt dans une idée de prophylaxie [1].

---

[1] Voy. *Injections sous-cutanées antibacillaires*, p. 127. — *Méthode de Burlureaux*, p. 142.

ANTISEPSIE STOMACALE. — Principe de la méthode. — Aller porter les agents antiseptiques au contact même de la muqueuse gastrique, telle est l'idée directrice de l'antisepsie stomacale. On y parvient par deux procédés différents. Tantôt on prescrit une substance qu'on laisse absorber, tantôt on se contente du contact et on retire l'antiseptique. Dans le premier cas, on rentre dans la *médication interne ;* dans le second, on utilise le *lavage de l'estomac.* (Voy. p. 163.)

A. **Médication interne.** — Principe de la méthode. — Le problème à résoudre consiste à choisir des substances :

1º Capables de faire l'antisepsie par leur présence dans l'estomac ;

2º Incapables d'amener, à la dose nécessaire, des phénomènes d'intoxication.

On n'a peut-être pas, jusqu'ici, mis assez de soin à distinguer les antiseptiques spéciaux à telle ou telle des fermentations anormales qui peuvent se produire dans l'estomac.

Tantôt il se développe dans l'organe malade, à la place des modifications physiologiques subies par les substances alimentaires et à la place de l'acide chlorhydrique normal, soit de l'acide lactique, soit de l'acide acétique, soit de l'acide butyrique, soit une série de produits putrides. A chacune de ces digestions pathologiques, on a opposé une thérapeutique dirigée dans deux sens différents : 1º on a neutralisé par des alcalins l'acidité de genre défectueux ; 2º on a institué des régimes spéciaux pour telle ou telle catégorie de dyspepsies.

On a, jusqu'ici, moins fait de distinction lorsqu'on a appliqué l'antisepsie.

Nature des médicaments. — Dans les hypochlorhy-

dries, on a repris le traitement par l'acide chlorhydrique, avec cette notion en plus de la valeur antiseptique de cet acide.

Dans ce but, on a donné la solution suivante :

Acide chlorhydrique pur	1 à 4 grammes.
Eau distillée.	Q. S. pour 1 litre.

On fait prendre cette solution par cuillerée à bouche,
ou même par petit verre, soit pure, soit dans l'eau
chloroformée.

Dans les autres genres de dyspepsie, on a recours à
des solutions antiseptiques comme les suivantes :

Eau chloroformée saturée, dédoublée au besoin ou
même pure, à 2 grammes de chloroforme par litre.

On a aussi employé l'eau sulfocarbonée (Dujardin-
Beaumetz) :

N° 1.	Sulfure de carbone chimiquement pur.	10 grammes.
	Eau.	500 —

dans un flacon noir de 750 grammes.

Décanter et ajouter quantité égale d'eau.

DOSES. — De 6 à 20 cuillerées à bouche par jour
(Sapelier), dans de la limonade vineuse, du lait à raison
d'une demi à une cuillerée à bouche, pour un demi-
verre de véhicule.

N° 2.	Sulfure de carbone chimiquement pur.	25 grammes.
	Essence de menthe	L gouttes.
	Eau.	400 grammes.
		(DUJARDIN-BEAUMETZ.)

dans un flacon de 500 grammes.

Menthol.	1 gramme.
Alcool.	16 —
Eau.	984 —
	(SABBATAIN.)

On peut aussi prescrire l'*eau naphtolée* à 20 centigrammes par litre, bien clarifiée; sans cela les globules en suspension dans le liquide produisent de
petites escarres.

On peut prescrire :

N° 1.　Chloroforme . . . .　1 gramme.
　　　　Alcool. . . . .　8　—
　　　　Acétate d'ammoniaque. . . . . . .　10　—
　　　　Eau. . . . .　110　—
　　　　Sirop de morphine. . . . .　60　—
　　　　　　　　　　　　　　　　　　(DESPREZ.)

Par cuillerées à bouche, toutes les demi-heures.

N° 2.　Julep gommeux . . . .　200 grammes.
　　　　Alcool. . . . .　10　—
　　　　Chloroforme. . . . .　1　—
　　　　　　　　　　　　　　　　　　(HUCHARD.)

Une cuillerée à bouche, une heure avant et après le repas.

Voici les différentes formules données par M. Huchard pour la prescription de l'eau chloroformée :

N° 1.　Eau chloroformée saturée. . . . . : } 150 grammes.
　　　　Eau distillée. . . . . }

N° 2.　Eau chloroformée saturée . . . . .　150　—
　　　　Eau de fleurs d'oranger. . . . . . .　50　—
　　　　Eau distillée. . . . .　100　—

N° 3.　Eau chloroformée saturée. . . . . .　150　—
　　　　Teinture de badiane. . . . .　5　—
　　　　Eau distillée. . . . .　145　—

N° 4.　Eau chloroformée saturée. . . . . .　150　—
　　　　Eau de menthe . . . .　30　—
　　　　Eau distillée. . . . .　120　—

Une cuillerée à dessert avant le repas.

On y peut ajouter de la teinture de gentiane ou de colombo si les amers sont indiqués.

On peut associer le menthol au chloroforme dans la formule suivante, dont je me trouve satisfait :

　　　　Eau chloroformée saturée. . . . . .　1 litre.
　　　　Menthol. . . . .　20 centigr.

On peut aussi préparer une solution mère :

　　　　Chloroforme chimiquement pur. . .　20 grammes.
　　　　Menthol. . . . .　2　—

On a ainsi de quoi faire 20 litres d'eau chloroformée mentholée, à raison de 1^{gr},20 pour un litre d'eau.

Comme avec les autres préparations d'eau chloroformée, on peut dédoubler la préparation avec de l'eau.

Ne se servir que de solutions limpides.

DOSES. — Par cuillerée à dessert, à bouche et même par verre à liqueur avant le repas, ou, en lavages, un peu plus diluée.

Les *fluorures* auraient la propriété d'arrêter la vie microbienne, et en particulier celle du ferment lactique, tandis que persisterait l'activité des ferments digestifs; l'érythrol combat les fermentations butyriques.

Fluorure d'ammonium . . . . 1 gramme.
Eau. . . . . 300 —
(A. ROBIN.)

Une cuillerée à bouche après chaque repas.

Erythrol (iodure double de bismuth et
de cinchonidine) . . . . 2 à 10 centigr.
Fluorure de calcium. . . . . 2 à 10 —
Magnésie calcinée . . . . 10 —
(A. ROBIN.)

pour un cachet; un après chaque repas.

MODE D'ACTION. — Qu'on emploie l'acide chlorhydrique ou toute autre substance : eau chloroformée, eau mentholée, etc., on arrête les fermentations bactériennes.

EFFETS. — Sous l'influence des antiseptiques, on voit rétrocéder les symptômes gastriques; la toxicité urinaire et stercorale diminue.

INDICATIONS. — Les antiseptiques gastriques sont indiqués dans toutes les *dyspepsies*, dans la *dilatation de l'estomac*, principalement avec fermentation putride, dans l'*indigestion*, l'*ulcère de l'estomac*, le *cancer*, l'*infection gastro-intestinale des nourrissons*, le *choléra nostras*, le *choléra indien.*

B. **Lavage de l'estomac** (p. 163).

ANTISEPSIE INTESTINALE. — Principe de la méthode. — Les phénomènes de fermentations diverses qui se passent dans l'intestin aboutissent, même avec un fonctionnement normal, à la production de poisons de nature diverse. A l'état physiologique de l'intestin et de l'estomac, les reins, d'une part, ont la charge d'éliminer ces substances nocives ; le foie, d'autre part, celle de les détruire ; mais l'état pathologique peut, par trois mécanismes, amener la surcharge toxique, soit que la production des toxines dans l'intestin excède leur élimination et leur destruction, soit que le foie, soit que les reins tombent en état d'insuffisance et n'assurent plus la dépuration.

Pour remédier à la toxhémie envahissante, on a songé à diminuer le plus possible la quantité des toxines, ou tout au moins à empêcher leur absorption et à faciliter leur évacuation. Le simple purgatif agit dans ce sens, de même le végétarisme (p. 259).

L'antisepsie est venue attaquer la cause même de l'intoxication : le microbe fauteur de toxines.

Nature des médicaments. — On s'adresse à des antiseptiques qui doivent réunir certaines qualités.

Il faut que leur toxicité, à la dose nécessaire, reste minime ; il faut qu'ils pénètrent dans l'intestin et qu'ils ne soient pas absorbés dès l'estomac.

Pour remplir cette dernière condition, on a besoin de composés soit peu solubles comme le naphtol, soit seulement décomposables dans l'intestin. C'est le cas du *salol*, que le suc pancréatique dédouble petit à petit en acide salicylique et acide phénique ; de la sorte, la dose d'acide phénique contenue dans le salol peut être plus considérable que lorsqu'on a recours à l'acide phénique seul.

Mode d'action. — Les antiseptiques peu solubles ont l'avantage d'être véhiculés dans tout l'intestin, qu'ils tapissent d'une couche mince qui cède peu à peu son principe actif.

Le benzonaphtol agit de même. Dans l'intestin, le naphtol et l'acide benzoïque se séparent; le naphtol accomplit son rôle d'antiseptique peu soluble. L'acide benzoïque aide à l'élimination des toxines par la propriété qu'il a de former avec eux des corps amidés. Avec le glycocolle, qui entre dans la constitution de tant de composés organiques, il forme de l'acide hippurique. Même dédoublement avec le *tannigène* (tanin diacetylé).

On a reproché à l'antisepsie intestinale, ou tout au moins aux procédés en usage, de ne remplir que très imparfaitement leur rôle et de laisser encore pulluler les microbes (Furbinger).

EFFETS. — Malgré tout, les résultats obtenus plaident pour la méthode. On n'obtient pas seulement la désodorisation des selles, mais aussi leur moindre toxicité, ainsi que celle des urines. L'état général se montre meilleur.

On doit toujours recourir aux doses fortes et répétées : ce qui est sans danger avec les substances actuellement employées, comme le benzonaphtol.

MODE D'ADMINISTRATION. — Les diverses substances employées pour l'antisepsie intestinale s'administrent à *l'intérieur* sous les formes pharmaceutiques habituelles : juleps, potions, cachets, pilules.

On peut aussi faire l'antisepsie de l'intestin par la *voie rectale ;* dans ce procédé, grands lavements ou lavages, douches ascendantes (Voy. p. 90), on n'atteint guère que le gros intestin; l'intestin grêle échappe à l'action antiseptique.

Une nouvelle méthode , l'*entéroclyse* (Cattani, Lesage), permet de franchir la valvule iléo-cæcale et de laver même par la voie rectale jusqu'à l'estomac (Voy. p. 160).

Lorsqu'on pratique l'antisepsie intestinale, par suite du choix des substances, on peut ne faire que l'antisepsie simple ou bien chercher à la fois l'antisepsie et la purgation : c'est l'*antisepsie intestinale évacuante ;* ou bien encore l'on peut vouloir joindre à l'antisepsie un effet anticathartique : c'est l'*antisepsie anticathartique* ou *astringente*.

A. **Antisepsie intestinale simple**. — Nature des médicaments. — Mode d'administration. — Doses. — Lorsqu'on n'a d'autre but que de pratiquer l'antisepsie intestinale, sans purger, comme sans produire d'action anticathartique, on s'adresse surtout aux composés naphtolés.

Un des premiers mis en usage a été le *naphtol* β ; on a conseillé de lui substituer le *naphtol* α, d'une toxicité bien moindre.

Le naphtol en nature peut se prescrire soit en suspension dans un julep :

Naphtol α. . . . . 1 gramme.
Julep gommeux 120   —

dans la journée, par cuillerée à bouche dans du lait ou dans une infusion ;

Soit en cachets :

Naphtol α. . . . . 1 gramme.

pour 4 cachets, à prendre dans la journée : un le matin, un à midi, un l'après-midi, un le soir.

A côté du naphtol β ou α en nature, dont le goût et l'odeur, mais encore plus l'action caustique, constituent des désagréments avec la possibilité de cataracte, se placent des composés bien préférables, comme le *bétol* ou salicylate de naphtol, et surtout le *benzonaphtol* ou benzoate de naphtol, corps peu soluble, sans odeur ni saveur, et d'un grand usage actuel. Un mélange de benzoate de sodium et de naphtol ne peut lui être substitué.

On peut l'enrober dans un peu de confiture ou de miel, le mettre en suspension dans du lait. Il est parfaitement accepté, surtout par les enfants.

Voici une potion très agréable, facile à administrer aux plus indociles, dont je recommande l'usage dans les infections gastro-intestinales des enfants :

Benzo-naphtol (1 à 2 gr. seulement
  chez l'enfant) . . . . 3 grammes.
Eau chloroformée saturée. . . . . . 60 —
Sirop de menthe poivrée . . . . . . 60 —

Agiter. A donner dans la journée par cuillerées à bouche, toutes les deux heures environ, soit pure, soit dans du lait ou du thé léger et tiède seulement.

Chez les adultes, la forme la plus simple est le cachet.

Même à l'état sec, en cachets, il y a *incompatibilité* avec les camphres : camphre ordinaire, menthol; comme pour les phénols, avec les bromhydrates, le bromhydrate de quinine. Avec les premiers, il y a formation de naphtol camphré, naphtol mentholé de consistance sirupeuse; avec les bromhydrates, il y a liquéfaction partielle, combinaison et naissance de bromonaphtols, corps toxiques.

L'emploi de l'*acide lactique,* un peu spécial, est surtout réservé aux jeunes enfants, dans les intoxications gastro-intestinales. On l'a même injecté dans l'intestin (Lesage) (p. 118). . . . . . .

Chez le nourrisson, on fait administrer en totalité, dans les vingt-quatre heures, la solution suivante :

Acide lactique. . . . . 2 grammes.
Eau. . . . . 98 —
                    (HAYEM.)

ou bien la potion :

Acide lactique . . . . 2 grammes.
Sirop simple ou sirop de menthe . . 98 —

C'est le titre de la solution maxima, 2 p. 100. On

donne l'acide lactique à 2 p. 100 par cuillerée à café, dix minutes après chaque tétée et même plus souvent, toutes les demi-heures ou coup sur coup s'il y a urgence.

Récemment on a proposé le *lait acidifié par l'acide lactique* (H. de Rothschild).

L'acide lactique s'emploie principalement dans les *infections gastro-intestinales* chez les enfants. Dans les *choléras indien* et *nostras*, il paraît aussi indiqué, surtout dans le dernier. De même dans la constipation, l'entérite muco-membraneuse.

Le *fluorure de calcium* en nature, à la dose de 2 ou 3 grammes et plus, peut être utilisé.

B. **Antisepsie intestinale évacuante.** —

PRINCIPE DE LA MÉTHODE. — Sans cesser de faire l'antisepsie intestinale, on peut, par le choix des antiseptiques employés, produire en même temps la purgation.

Ces deux actions, antisepsie et évacuation, s'associent pour le même but : nettoyer le tube digestif. On remplit deux indications d'un coup.

NATURE DES MÉDICAMENTS. — Cette pratique peut user de moyens différents. Tantôt on mélange un antiseptique et un purgatif, tantôt on prescrit un sel purgatif antiseptique :

N° 1.   Benzonaphtol. . . . .   2^{gr},50
         Scammonée . . . .   30 centigr.

pour 6 cachets, à prendre dans la journée : 2 le matin, 2 à midi, 2 le soir après le repas.

N° 2.   Podophyllin . . . .   5 centigr.
         Bétol ou benzonaphtol . . . .   2^{gr},50
         Savon médicinal. . . . .   20 centigr.
         Essence de menthe poivrée. . . . . .   11 gouttes.

pour 15 pilules à prendre dans la journée : 5 le matin, 5 à midi, 5 le soir après le repas.

On peut varier à l'infini la nature du purgatif qui accompagne l'antiseptique intestinal.

Au premier rang des purgatifs antiseptiques, et par ordre d'ancienneté, vient le *calomel*. C'est un médicament vieux comme la médecine, mais dont on ne pouvait jadis connaître le pouvoir antiseptique puisqu'on ignorait l'antisepsie.

Outre son effet purgatif en tant que calomel, il possède une grande valeur antiseptique par la transformation minime et lente en sublimé qu'il subit au contact des chlorures alcalins.

On doit recommander, pour ne pas exagérer cette transformation en sublimé qui pourrait devenir dangereuse, de ne rien prendre de salé ni d'acide pendant la purgation.

Il convient encore de signaler le *salicylate de magnésie* comme purgatif antiseptique. Il est aussi antipyrétique, comme du reste la plupart des antiseptiques.

Doses. — Le salicylate de magnésie se prescrit à la dose de 3 à 6 grammes par jour, soit en potion, soit en cachets.

Lavements antiseptiques. — Principe de la méthode. — L'antisepsie intestinale évacuante peut s'obtenir aussi d'autre façon que par la voie buccale.

Les *lavements* peuvent porter directement les médicaments sur l'intestin. Toutefois, les lavements limitent leur action au gros intestin. On est parvenu, dans ces derniers temps, à faire l'irrigation de tout l'intestin (Voy. *Entéroclyse*, p. 160).

Du reste il y a avantage à combiner les lavages et l'administration buccale : on prend ainsi le tube digestif entre deux feux.

Nature des médicaments, doses. — Voici les solutions les plus usitées :

N° 1.   Acide borique cristallisé. . . . . . . 40 grammes.
        Eau bouillante. . . . . 1 litre.

N° 2. Borax. 10 grammes.
       Eau chaude . . . . 1 litre.

N° 3. Naphtol β. . . . . 20 centigr.
       Eau bouillie. . . . . 1 litre.

On peut associer le naphtol et l'acide borique :

N° 4. Naphtol β ou mieux α. . . . . 1 gramme.
       Acide borique . . . . 30 —
       Eau bouillie. . . . . 1 litre.

N° 5. Eau oxygénée à 12 volumes. . . . . 100 cc.

Mêler au moment de s'en servir avec :

Chlorure de sodium. . . . . . . 5ᵍʳ ⎫ dans eau bouillie :
Phosphate de soude. . . . . . . 3ᵍʳ ⎬   900 cc.
Bicarbonate de soude. . . . . 0,5 ⎭

(H. ROGER-ROCAZ.)

On fait précéder le lavage antiseptique d'un lavage évacuateur à l'eau simple, ou on donne deux lavements de suite, le premier étant évacuateur.

MODE D'ADMINISTRATION. — Pour ces lavements, on ne se contente pas de la canule habituelle, mais on introduit dans le gros intestin, à 30 ou 40 centimètres, une sonde molle en caoutchouc jusque dans le côlon transverse.

On fait plutôt des lavages sous faible pression, avec un simple récipient suspendu, de préférence à l'irrigateur.

C. Antisepsie intestinale astringente. —

PRINCIPE DE LA MÉTHODE. — On veut faire l'antisepsie du canal intestinal, et aussi modérer ou arrêter la diarrhée existante.

NATURE DES MÉDICAMENTS, DOSES. — Dans ce cas, au lieu d'employer les antiseptiques intestinaux indifférents, les antiseptiques évacuants étant contre-indiqués, on a à sa disposition deux moyens : l'association d'un antiseptique intestinal simple et d'un anticathartique, ou l'usage de composés à la fois antiseptiques et astringents.

On peut, dans le premier procédé, reprendre les anciennes formules avec le bismuth, le cachou, le ratanhia, l'opium, etc., et y adjoindre une certaine quantité de bétol, de benzonaphtol.

Du reste, le sous-nitrate de bismuth possède lui-même une certaine valeur antiseptique :

N. 1.   Sous-nitrate de bismuth . . . . . .   2 à 6 grammes.
      Benzonaphtol . . . .   2 à 3   —
      Julep gommeux   120   —

Par cuillerées à bouche dans les 24 heures.

N° 2.   Sirop de cachou. . . . .   40 grammes.
      Sirop de ratanhia.   40   —
      Benzonaphtol.   3   —
      Eau de menthe.   37   —

A donner dans les 24 heures par cuillerées à bouche, toutes les heures et demie, soit pure, soit dans du thé au rhum, soit dans la tisane de roses de Provins.

N° 3.   Benzonaphtol . . . . ⎫
      Poudre de quinquina rouge. . . . . ⎬   3 grammes.
      Poudre ratanhia. . . . . ⎭

En 18 cachets, à prendre trois cachets, toutes les deux heures.

Le *tanin* constituerait un des meilleurs antiseptiques intestinaux (Backiewicez).

On donne par la bouche de 20 à 30 centigrammes, répétés 2 ou 3 fois la journée, soit en cachets, ou bien, en lavement, 4 grammes de tanin dans un peu d'eau.

Dans les derniers temps, on substitue volontiers au tanin des composés tanniques, comme le tannigène ou tanin diacétylé, à la dose d'environ 2 grammes en 24 heures chez l'adulte.

Voici quelques formules pour l'enfant :

N° 1.   Tannigène. . . . . .   0,20 à 0,40 par année d'âge.
      Julep gommeux. . .   60 à 80 gr.   —

No 2.   Tannigène . . . . .   0,20 à 0,40 par année d'âge.
Eau chloroformée saturée.
Sirop de fleur d'oranger ou { āā. 30 à 60 grammes.
de menthe . . . .

N° 3.   Tannigène. . . . . } āā. p. e.
Sous-nitrate de bismuth. . . . . . .

N° 4.   Tannigène. . . . . }
Benzonaphtol . . . . { āā. p. e.
Sucre vanillé . . . .

On a proposé, sous le nom de *dermatol,* le gallate de bismuth en suspension dans un julep, ou bien en cachets.

Si l'on a recours à des composés à la fois antiseptiques et astringents, on peut formuler les prescriptions suivantes :

N° 1.   Salicylate de bismuth. . . . . }
Craie préparée. . . . . { 10 grammes.
Bicarbonate de soude. . . . . . .

en trente cachets.

N° 2.   Salicylate de bismuth. . . . . }
Naphtol α ou mieux benzonaphtol . { 10 grammes.
Charbon végétal. . . . .

en trente cachets.

Ces deux préparations s'ordonnent à la même dose, 1 à 2 cachets à chaque repas, ou bien, lorsque la diarrhée est abondante, en plus forte proportion jusqu'à concurrence de 10 et même 12 par jour, par fractions de 2 ou de 3 cachets à la fois.

On a proposé un nouvel antiseptique intestinal et anticathartique, le *naphtol-bismuth* ou *naphtolate de bismuth,* corps défini, sous forme de poudre grisâtre, à la dose de 2 à 3 grammes pour un enfant de 1 mois, de 3 et 5 après (Chaumier).

Sirop de coing. . . . .   200 grammes.
Naphtol-bismuth. . . . .   4 à 10 grammes.
(ED. CHAUMIER.)

par cuillerées, en 2 jours.

ACTION. — L'antisepsie intestinale peut agir de deux façons :

1° Elle empêche la pullulation bactérienne, parfois l'annihile, parfois la gêne seulement.

2° Elle neutralise les toxines.

EFFETS. — L'emploi des antiseptiques intestinaux diminue la toxicité des matières fécales et la toxicité urinaire, malgré l'élimination du médicament. De l'antisepsie effectuée découlent l'abaissement de la fièvre, la sédation des principaux phénomènes cérébraux, cardio-vasculaires, etc.

INDICATIONS DE L'ANTISEPSIE INTESTINALE. — Elles sont multiples. L'application de la méthode excède de beaucoup les bornes de la pathologie intestinale, par cette raison qu'on a souvent intérêt à restreindre l'appoint des toxines fournies par l'intestin. C'est ainsi que l'antisepsie est de mise dans l'*anémie* et dans la *chlorose*, si souvent liées à la *constipation habituelle*, dans le *diabète*, dans les *affections cardiaques*, maladies valvulaires, l'*artério-sclérose*, les *dyspepsies* diverses, la *dilatation de l'estomac*, la *dysenterie*, le *choléra*, dans l'*entérite*, l'*entérite muco-membraneuse*, la *gastro-entérite*, dans les *ulcérations intestinales*, dans la *tuberculose intestinale*, dans l'*infection gastro-intestinale* des nourrissons, la *fièvre typhoïde*, les *néphrites*, les *typhlites*, l'*appendicite*, la *furonculose* (Bouchard), les *abcès de foie et des voies biliaires*, etc. Dans les inflammations du cæcum et de son diverticule, on pratique d'abord l'antisepsie simple ; on n'a recours à l'antisepsie évacuante que dans le début des cas très légers et avec prudence, ou, à la fin, quand il n'y a plus d'accident de perforation à redouter.

ANTISEPSIE MÉDICALE DES VOIES URINAIRES.

— PRINCIPE DE LA MÉTHODE. — Tandis que, dans la

chirurgie des voies urinaires, on fait l'antisepsie vésicale par l'injection de liquide antiseptique, on vise,
par l'antisepsie médicale, à antisepsier toutes les voies
urinaires : rein, bassinet, uretère, vessie et même
urètre, à l'aide de l'urine elle-même, chargée de principes médicamenteux.

NATURE DES MÉDICAMENTS. — Les agents les plus
employés à cet usage sont le *salol*, le *biborate de
soude ;* les balsamiques, et en particulier la *térébenthine,* possèdent de même une certaine action antiseptique. Plus récemment, on s'est adressé à l'hexaméthylène-tétramine ou *formine* (Adrian, Trilliat, Bardet), ou *urotropine.*

MODE D'ADMINISTRATION. — Ce n'est guère qu'en boisson que sont employés les antiseptiques destinés aux
voies urinaires. Du reste, on ne peut guère atteindre
que de cette façon les voies urinaires supérieures,
le rein et le bassinet. Il faut de même prescrire des
boissons abondantes, dont on obtient un véritable
lavage.

DOSES. — Le salol et le borax se prescrivent à l'intérieur à la dose de 3 grammes dans les 24 heures
pour un adulte ; le benzoate de soude et l'urotropine
ou formine de même.

MODE D'ACTION. — Absorbés au niveau de l'estomac
et de l'intestin, les antiseptiques s'éliminent par l'urine
qui, antiseptisée, baigne les canaux excréteurs.

EFFETS. — Sous l'influence des antiseptiques, les
sécrétions pathologiques se tarissent, le pus diminue
ou disparaît.

INDICATIONS. — Les affections suppuratives des voies
urinaires, du rein à la vessie, réclament l'emploi des
antiseptiques : *néphrite, abcès du rein, abcès périnéphrétiques, lithiase rénale, pyélite, pyélonéphrite, uretérite, cystite, lithiase vésicale, blennorrhagie* (Dreyfous),
prostatite.

Le plus souvent on combinera les lavages vésicaux et urétraux, ou procédés chirurgicaux, avec l'antisepsie médicale.

ANTISEPSIE DE LA PEAU. — Principe de la méthode. — Exposée aux souillures ambiantes, la peau sert d'habitat à une foule de microorganismes, aux staphylocoques en grand nombre, à des champignons parasites : il est logique de chercher à la priver de germes pathogènes et autres.

La peau compte parmi les portes d'entrée importantes des infections ; c'est faire œuvre prophylactique individuelle que de l'empêcher de remplir ce rôle. Dans les maladies éruptives, les exfoliations cutanées servant de porte-contage, on peut, par l'antisepsie, entreprendre la prophylaxie sociale.

Nature des agents médicamenteux. — Les agents qui pourraient servir à l'antisepsie de la peau comprennent une assez grande quantité de substances ; tous les antiseptiques peuvent concourir à ce but.

Toutefois, il faut éviter les antiseptiques toxiques à faibles doses : le sublimé, l'acide phénique, en particulier, lorsqu'il y a des excoriations cutanées.

Le plus souvent on n'arrive au résultat qu'après une série de lavages, comme pour l'antisepsie des mains ou d'une région opératoire dans les préliminaires d'une intervention : injection sous-cutanée, trachéotomie, thoracentèse, saignée, etc.

Technique. — Voici les procédés usités, soit pour l'antisepsie de la surface cutanée, soit pour l'asepsie et l'antisepsie des mains, soit pour l'antisepsie du champ opératoire. Ils pourront servir de guide dans toutes les circonstances, sans qu'il y ait autre chose que quelques détails à changer selon les cas.

A. Antisepsie de la surface cutanée. — 1º **Bains antiseptiques.** — On peut composer des bains

avec les principaux antiseptiques. Les bains antiseptiques d'emploi courant sont :

Le *bain savonneux* au savon mou de potasse ;

Le *bain à l'acide borique* à 5 p. 100 ;

Le *bain au sublimé*, qui est le plus actif, mais qu'il
ne faut ordonner que chez des sujets à peau intacte.
Il ne faut pas mettre plus de 2 grammes par bain chez
les jeunes enfants.

A l'hospice des Enfant-Assistés, M. Hutinel prescrit :

Liqueur de Van Swieten.	1 litre.
Eau commune tiède	14 litres.

pour un bain à donner dans une baignoire émaillée
ou de bois.

2° **Savonnages et frictions.** — Lorsque des conditions matérielles empêcherônt l'administration des
bains, il faudra au moins exiger un grand savonnage,
des pieds à la tête, au savon noir et à l'eau tiède, et
une friction de la surface cutanée avec une solution
antiseptique.

3° **Onctions.** — A côté des bains, et concurremment
à ceux-ci, l'antisepsie cutanée s'obtient par des onctions pratiquées au moyen de pommades diverses,
dont les plus simples sont les suivantes :

N° 1.	Vaseline blanche.	20 grammes.
	Acide borique finement pulvérisé. .	1 —
N° 2.	Vaseline blanche	20 grammes.
	Acide borique.	1 —
	Menthol.	50 centigr.

ou encore la vaseline phéniquée ou salolée au dixième,
ou sublimée à 0,10 p. 100.

INDICATIONS. — Dans les *fièvres éruptives*, les bains
antiseptiques ont leur utilité pendant la maladie, pour
entraver les infections d'origine cutanée, et, après la

guérison, pour empêcher la diffusion de l'affection épidémique ; ils concourent à la *prophylaxie*. On les ordonnera dans toutes les *pyodermies*, dans la *furonculose*, les *ecthyma*, l'*érysipèle*, la *fièvre typhoïde*, la *rougeole*, la *scarlatine*, la *variole*, la *varicelle*, la *syphilis*, etc.

B. Asepsie et antisepsie des mains. — PRINCIPE DE LA MÉTHODE.

— Dominé par la notion des infections à porte d'entrée cutanée, le médecin ne doit rien négliger pour éviter que lui-même ou ses aides servent de porte-contage.

A l'exemple des accoucheurs et des chirurgiens, le médecin, avant de commencer la moindre intervention, assurera l'asepsie et encore mieux l'antisepsie de ses mains. Il y mettra d'autant plus de soins qu'il aura pu, dans la journée, visiter des malades atteints d'accidents septiques, quelque atténués qu'ils soient.

La génération médicale actuelle est assez pénétrée de l'importance des pratiques antiseptiques pour qu'on n'ait pas à recommander de n'apporter aucune négligence dans ces détails. On ne transige pas avec l'antisepsie, on la fait ou on ne la fait pas, il n'y a pas de milieu ; faire semblant de la faire est beaucoup plus dangereux que de ne la pas faire du tout ; car, ne la faisant pas, on sait qu'on court à des accidents dont on se croit à l'abri lorsqu'on se leurre par des demi-mesures.

TECHNIQUE. — L'asepsie s'obtiendra mécaniquement par un *savonnage* abondant à l'eau chaude préalablement bouillie ; si l'on croit avoir besoin de plus de rigueur, on pourra user même d'agents antiseptiques dès ce moment.

Dans le *brossage énergique* qui accompagne le lavage au savon, on n'oubliera aucun pli de la peau des mains ; on passera et repassera dans la rainure des ongles, dans leur sertissure. Les mêmes soins s'étendront aux poignets et aux avant-bras.

Après ce nettoyage préalable, on s'essuiera les mains non à un linge propre, mais à une compresse bouillie ou antiseptique, ou l'on se contentera d'un simple égouttage, en cas de doute sur l'objet qui devrait servir à essuyer.

Cette première partie, ou asepsie, effectuée, on plongera les extrémités dans une solution de permanganate de potasse à 2 grammes pour 1 000, et on les frottera avec ce liquide, qui leur communique une teinte brune et une odeur de chien mouillé.

Quelques gouttes de bisulfite de soude ou d'acide chlorhydrique dans de l'eau bouillie feront disparaître toute coloration et toute odeur.

On peut supprimer le passage dans le permanganate et pratiquer, au besoin, un lavage à l'alcool à 80° ou 90°, lorsqu'on a les mains peu septiques.

Pour terminer cette toilette, qui ne saurait être trop minutieuse, on fera subir aux mains un dernier lavage dans une solution acide de sublimé à 1 gramme pour 1 000. On frottera, on massera les mains dans la cuvette, de façon à permettre au liquide de bien pénétrer partout. Après cela, on égouttera les mains, mais on ne les essuiera avec quoi que ce soit.

L'asepsie peut s'obtenir en tout lieu, en peu de temps et à peu de frais : il suffit d'avoir du feu et de l'eau. Le médecin doit toujours être en mesure de faire l'antisepsie. Une solution concentrée d'acide phénique ou de sublimé doit toujours faire partie du bagage que le médecin porte partout avec lui.

Pour l'acide phénique :

Acide phénique cristallisé . . . . . 50 grammes.
Glycérine ou alcool 50   —

Pour le sublimé, on a une préparation très com-

mode dans les paquets que M. Budin a proposés à
l'usage des sages-femmes :

Sublimé.	25 centigr.
Acide tartrique	1 gramme.
Solution alcoolique de carmin d'in-	
digo	1 goutte.

ou toute formule analogue, contenant une dose plus
élevée de sublimé par exemple.

Il y a même dans le commerce des produits faciles
à transporter avec soi.

On utilise aussi les solutions d'*oxycyanure de mercure.*

C. Antisepsie du cuir chevelu. — De toute
la surface cutanée, le cuir chevelu exige le plus les
soins d'antisepsie, soit comme moyen prophylactique
contre les parasites divers, soit comme méthode de
traitement dirigée contre les maladies de cette région.

Dans ce but, on peut avoir recours à des préparations antiseptiques diverses, en particulier aux lotions au sublimé au millième ou à des préparations à
base de sels mercuriels, comme les suivantes :

N° 1.	Alcoolat de lavande. . . . . . }	ãa 150 grammes.
	Alcoolat de Fioraventi . . . }	
	Salicylate de mercure.	3 à 5 centigr.
N° 2.	Sublimé.	1 gramme.
	Biiodure d'hydrargyre	10 centigr.
	Teinture de savon	60 grammes.

Faites dissoudre et ajoutez :

Teinture de benjoin	5 grammes.

puis :

Eau distillée.	Q. S. pour 500 centigr.
	(L. BUTTE.)

ou bien la lotion mixte de Quinquaud :

Biiodure de mercure.	$0^{gr},15$
Bichlorure de mercure.	1 gramme.
Alcool à 90°	50 —

Faites dissoudre et ajoutez :

Eau distillée . . . . 250 grammes.

On fait, en général, précéder ces lotions d'un savonnage, soit au savon noir, soit avec une teinture savonneuse (saponaire, bois de Panama, etc.).

On lotionne ensuite, en frottant à la racine des cheveux, sur la peau même du cuir chevelu.

On fait souvent suivre la lotion d'une application de pommade ou de cosmétiques antiseptiques, comme les suivants :

N° 1. Axonge benzoïnée . . . . 20 grammes.
       Calomel à la vapeur   1   —

N° 2. Axonge benzoïnée . . . . 30 grammes.
       Oxyde jaune de mercure 1   —

N° 3. Axonge benzoïnée . . . . 50 grammes.
       Acide salicylique 1   —

ou le cosmétique au sulfate de cuivre de M. E. Besnier :

Cosmétique des coiffeurs . . . . 20 grammes.
Sulfate de cuivre   1   —

D. Antisepsie du champ opératoire. — Avant toute intervention, on doit assurer l'antisepsie du champ opératoire.

A cet effet, la peau de la région est savonnée fortement à l'eau chaude, avec du savon ordinaire et de l'eau chaude ordinaire, et préférablement avec un savon antiseptique, au naphtol, à l'acide salicylique, et de l'eau boriquée, si le temps et les conditions spéciales de milieu ont permis de faire ces préparatifs.

Après ce premier savonnage, on essuie avec une compresse bouillie ou antiseptique, ou bien avec de l'ouate hydrophile, également aseptique ou antiseptique. On fera disparaître toute trace de savon en passant sur la peau, à plusieurs reprises, des tampons d'ouate hydrophile imbibés d'alcool à 80° ou à 90°.

On pratique ensuite l'antisepsie de la région à l'aide d'un lavage, avec frictions rudes, fait avec une solution antiseptique. Celles qu'on peut recommander à cet usage sont les suivantes :

Le sublimé au millième, avec addition d'acide tartrique; l'acide phénique au vingtième, avec addition suffisante de glycérine pour supprimer la causticité même pour la peau délicate de l'enfant.

> Acide phénique cristallisé. . . . . 50 grammes.
> Glycérine 100   —
> Eau bouillie 850   —

et même une plus forte proportion de glycérine.

On se sert, pour ce lavage, de compresses de tarlatane ou de carrés d'ouate hydrophile imbibés de la solution antiseptique et qu'on jette au fur et à mesure; la dernière compresse ou le dernier carré reste en place pour maintenir l'antisepsie obtenue; on ne l'enlève qu'au début de l'opération.

ANTITOXINE. — Sérum antidiphtérique (p. 209).

ANTITOXIQUE (Médication). — PRINCIPE DE LA MÉTHODE. — On s'est aperçu que nous n'avions guère de moyens efficaces d'antisepsie interne. On peut, en effet, proclamer la faillite de la méthode bactéricide interne. Il n'en est pas de même de la méthode antitoxique. Par elle, on ne tue pas le microbe, mais on *neutralise* ou on *diminue* considérablement la *toxicité des produits microbiens.*

NATURE DES AGENTS THÉRAPEUTIQUES. — On emploie comme médicament surtout le benzoate de soude, qui forme avec les corps azotés des composés amides, moins toxiques, plus solubles. Le sérum antidiphtérique, dit aussi antitoxique, agit d'une façon plus complexe que celle de neutralisant.

ANTIURICÉMIQUE OU ANTIGOUTTEUSE (Médication). — PRINCIPE DE LA MÉTHODE. — Deux buts : soit diminuer la production de l'acide urique, soit empêcher la rétention de l'acide produit, en facilitant son élimination. On remplit le premier par le régime, l'hygiène et la gymnastique ; le second, par des médicaments.

NATURE DES MÉDICAMENTS. — Une série de médicaments rendent l'acide urique plus soluble, d'où, son départ plus rapide hors de l'économie ; les uns, anciennement connus : les alcalins, sels de soude, de lithine ; les autres, plus récents, dont les principaux : la lysidine, la pipérazine et l'acide quinique.

On emploie en particulier : *chlorhydrate de pipérazine*, *tartrate de diméthyl pipérazine* ou *lycétol*, *quinate de pipérazine* ou *sidonal*, *quinate de lithine* ou *urosine* (Huchard), *quinoformine* (Bardet[1]), ou *quinate d'hexaméthylène-tétramine*.

DOSES. — Pipérazine (chlorhydrate) : 1 gramme par jour ; lycétol : 2 grammes, en cachets ou en injections hypodermiques ; sidonal : 3 à 5 grammes, même 8 grammes ; quinate de lithine : 1 à 2 grammes ; quinoformine : 2 à 3 grammes ; inutile de dépasser 5 à 6 grammes.

MODE D'ACTION. — Ces médicaments aident, par combinaison avec le glycocolle, à la transformation de l'acide urique peu soluble en acide hippurique très soluble.

INCOMPATIBILITÉS. — Avec les quinates, il ne faut pas associer des acides dans la même formule. Le quinate de lithine est un sel acide.

---

[1] G. Bardet, *la Quinoformine dans la diathèse urique*. (Société de thérapeutique., 24 juin 1903.)

La lysidine et la diméthylpipérazine donnent les urates les plus solubles, dont respectivement 4 gr. 195 et 5 gr. 37 à + 18° se dissolvent dans 100 cc. d'eau distillée.

INDICATIONS. — *Diathèse urique, goutte, gravelle urique, rhume chez un goutteux.*

APHASIES. — Transfert (p. 245); transfusion nerveuse (p. 246).

APHTES. — Antisepsie des voies digestives et respiratoires supérieures (p. 16 et 18).

APPENDICITE. — Antisepsie intestinale (p. 38); antisepsie simple (p. 40); antisepsie évacuante (p. 42).

ARGENT COLLOIDAL. — Voir : *Collargol* (p. 83).

ARISTOL. — Antisepsie des voies digestives et respiratoires supérieures (p. 24); insufflations nasales antiseptiques (p. 24); injections sous-cutanées antibacillaires (p. 127).

ARRHÉNAL. — Voir : *Intensive (médication arsénicale* (p. 148).

ARSENIC. — **Médication arsénicale intensive.** — Voir : *Intensive (médication arsénicale)* (p. 148).

ARSYNAL. — Voir : *Intensive (médication arsénicale)* (p. 148).

ARTÉRIO - SCLÉROSE. — Antisepsie intestinale (p. 38); antisepsie simple (p. 40); antisepsie évacuante (p. 42); hypotensive (médication) (p. 109). — Sérum de Trunecek (p. 230).

ARTHRALGIES. — Injections épidurales (p. 113).

ARTHRITISME. — Antiuricémique (médication)

(p. 56); hypotensive (médication) (p. 109); phosphorique (médication acide) (p. 191); végétarisme (p. 259).

ASAPROL. — Antisepsie des voies respiratoires supérieures (p. 20); antisepsie laryngée par badigeonnage (p. 24).

ASEPSIE DES MAINS. — Voir : *Antisepsie de la peau* (p. 51).

ASTHME. — Intensive (médication arsénicale) (p. 148); belladonée (p. 150).

ASYSTOLIE. — Antisepsie intestinale (p. 38); antisepsie simple (p. 40); antisepsie évacuante (p. 42); cardine (p. 81); déchloruration (p. 88); injections intra-musculaires de digitaline injectable (p. 119).

ATAXIE LOCOMOTRICE. — Glycéro-phosphates (p. 105); injections épidurales (p. 113); lombaire (ponction) (p. 176); rachicocaïnisation (p. 199); séquardine (p. 205); transfert (p. 245); transfusion nerveuse (p. 246).

ATHREPSIE. — Sérum artificiel (p. 224).

ATONIE INTESTINALE. — Douche ascendante (p. 90).

AUTO-INTOXICATION. — Antisepsie stomacale (p. 34); antisepsie intestinale (p. 38); antisepsie intestinale simple (p. 40); antisepsie intestinale évacuante (p. 42). Lavage de l'estomac (p. 163); lavage de l'intestin (p. 160).

BACTÉRICIDE (Médication). Voir : *Antisepsie* (p. 13).

BACTÉRIOTHÉRAPIE PYOCYANIQUE. — On a cherché (E. Frœnkel) à immuniser contre la fièvre typhoïde à l'aide du bacille pyocyanique.

BADIGEONNAGES. — **Badigeonnages anal-gésiques.** — Principe de la méthode. — Faire cesser la douleur par la simple application externe d'un médicament..

Nature des médicaments. — On a essayé depuis longtemps l'éther, le chloroforme, qui agissent plutôt comme révulsif.

La créosote et son principe actif, le gaïacol, sembleraient donner de bons résultats.

Mode d'application. — En application locale sur le trajet douloureux ; recouvrir de taffetas ciré.

C'est ainsi que contre la névralgie intercostale des tuberculeux, Ferrand se servait de :

Gaïacol . . . . } aa. q. e.
Glycérine . . . . }

Dans le rhumatisme : salicylate de méthyle *en badigeonnages sur l'articulation douloureuse*.

Effets. — Ces substances nullement irritantes pour la peau, même recouvertes d'une toile imperméable, font disparaître la douleur en quelques heures ; elle se reproduit, mais cède de nouveau à une nouvelle application.

Mode d'action. — Le mélange glycériné n'agit pas sur la température. On peut sans doute l'expliquer par la faible absorption qui se fait en pareil cas ; cette absorption existe, mais elle est très faible, ce qui est dû sans doute au défaut d'absorption de la glycérine par la peau.

Ferrand pensait que si l'on veut obtenir une action anesthésique, il faut se servir du mélange de glycérine et de gaïacol ; si l'on veut au contraire avoir une action antipyrétique, c'est au badigeonnage de gaïacol pur qu'il faut avoir recours.

Le salicylate de méthyle est absorbé et passe dans les urines.

MÉDICATIONS. — Toutes les *névralgies* peuvent se traiter ainsi (Ferrand, Lucas Championnière).

Badigeonnages antifébriles ou méthode antipyrétique externe.

— Pour abaisser la température on peut, au lieu de médicaments antipyrétiques, ou de l'hydrothérapie, employer la méthode antipyrétique externe, car certaines substances employées en badigeonnages sur la peau provoquent un abaissement plus ou moins marqué de la température générale.

NATURE DES AGENTS MÉDICAMENTEUX. — Elle est très variable.

Un certain nombre d'alcaloïdes ou de glycosides ont été essayés avec succès. Ce sont : la cocaïne, la solanine, l'helléboréine, la spartéine (Geley). Quelques-uns appartiennent déjà à la classe des anesthésiques.

Le gaïacol et ses homologues appartiennent à ce genre de substances.

MODE D'ADMINISTRATION ET TECHNIQUE. — C'est exclusivement en badigeonnages sur la peau qu'on intervient.

Ces badigeonnages n'ont pas besoin de recouvrir uue grande surface cutanée, mais il faut que la quantité de liquide pénètre.

A cet effet, la peau est soigneusement lavée et nettoyée au savon ; puis le savon est enlevé par l'alcool et l'essuyage.

On a aussi mis en usage des pommades.

LIEUX D'APPLICATION. — Il n'est pas nécessaire, même pour des affections à déterminations locales, de choisir telle ou telle région de préférence pour les applications ; en général, on préfère des régions facilement découvertes, comme la partie antérieure et supérieure de la cuisse, mais on peut en adopter une

autre qui paraîtrait plus commode, selon les circonstances.

Dose. — Ces substances sont employées en solutions dont le titre peut varier.

Ainsi on utilise pour la cocaïne et la solanine, et
pour la spartéine, la solution au vingtième; pour
l'helléboréine celle au centième.

On utilise pour chaque badigeonnage une quantité
de ces solutions égale à 2 ou 4 grammes.

Mode d'action. — Il ne semble pas s'agir, dans cette
antipyrèse par applications externes, d'effets d'absorption médicamenteuse; l'action habituelle des substances employées, lorsqu'on les administre soit par
la voie buccale, soit par injection hypodermique, con-
tredirait cette interprétation, quoiqu'on retrouve les
substances dans l'urine.

L'explication la plus probable de l'action antipyrétique ressortirait à la mise en branle par voie réflexe
du ou des centres nerveux régulateurs de la thermogenèse.

On constate en effet que le résultat peut varier,
selon qu'on applique la méthode sur un sujet hyper-
thermique ou bien hypothermique. Chez le premier,
il y a abaissement de la température; chez le second,
augmentation.

Il est aussi à remarquer que les substances capables
d'agir sur la thermogenèse appartiennent au groupe
des anesthésiques locaux, telle la cocaïne, telle l'helléboréine, quoique dangereuse et irritante, telle la
spartéine, tel le gaïacol, etc.

Effets thérapeutiques. — L'effet le plus immédiat
des applications cutanées locales consiste, chez les
fébricitants, en un abaissement de la température
générale.

Cet abaissement met environ une heure (cocaïne,
helléboréine) ou plus (spartéine) avant de se mani-

2*

fester. Il débute par un changement de 1 à 2/10 de degré en moins, pour se continuer progressivement pendant deux ou trois heures et atteindre 4° parfois.

Mais le résultat obtenu n'est pas très durable; en moins d'une heure le thermomètre remonte à son point initial.

Pendant tout le temps qu'a duré l'abaissement de la température, le malade ressent une euphorie bienfaisante, une sédation marquée des symptômes morbides, un état de bien-être agréable.

INCONVÉNIENTS, ACCIDENTS. — A côté de ces avantages, il ne faut pas ignorer l'*action* parfois *dépressive* que la méthode antipyrétique externe peut exercer sur le cœur et sur les centres nerveux.

On a signalé des tendances au collapsus, des syncopes, par suite de l'exagération de l'action thérapeutique.

Il faut aussi noter la durée éphémère du résultat, qui force à la répétition des applications.

Même dans les maladies fébriles, on ne peut compter sur cette nouvelle méthode que dans les affections à manifestation cutanée. Au contraire, dans les pyrexies avec lésions localisées, comme la pneumonie, la fièvre typhoïde, la tuberculose pulmonaire, l'échec est presque inévitable.

INDICATIONS. — Les médicaments de la méthode antipyrétique externe ne constituent nullement des agents spécifiques de telle ou telle maladie, ce sont des moyens de thérapeutique symptomatique. Ils s'adressent à la *fièvre* de quelque nature qu'elle soit. Toutefois, ils n'ont d'action marquée que sur les maladies générales exanthématiques. C'est dans l'*érysipèle*, la *rougeole*, la *scarlatine*, la *variole*, l'*érythème noueux*, l'*eczéma fébrile*, que l'on obtient les meilleurs résultats.

CONTRE-INDICATIONS. — On devra éviter de les employer dans les affections ou dans les cas où l'*hypo-thermie* serait à craindre.

Voici les particularités à noter lorsqu'on emploie telle ou telle des substances précédentes :

A. **Alcaloïdes ou glucosides en applications externes antithermiques.** — Jusqu'ici on a surtout expérimenté avec les sels de spartéine et avec ceux de cocaïne.

Effets. — Dans les affections à localisation précise sur un organe important, maladies à détermination centrale ou viscérale, à part les modifications momentanées de la température des vingt-quatre heures, l'action thérapeutique des badigeonnages reste à peu près nulle et ne modifie guère la marche, la durée et la gravité de l'affection (L. Guinard et G. Geley).

B. **Spartéine en applications externes antipyrétiques.** — Mode d'application. — Le manuel opératoire, d'après M. Geley (d'Annecy), est simple, mais soumis à des règles précises, qu'il résume ainsi :

1o Faire le badigeonnage sur la peau saine (cuisse de préférence) ;

2o Le recouvrir d'un enveloppement imperméable ;

3o Le pratiquer à un moment où la température ne monte pas ; le soir de préférence.

Dose. — La dose employée est de 4 à 5 grammes de solution ou de pommade de spartéine à 1/20.

Il faut de 1 à 4 badigeonnages pour la guérison complète ; très exceptionnellement davantage.

Mode d'action. — L'explication physiologique de l'antipyrèse n'est pas dans l'absorption du médicament, mais dans un effet local sur les terminaisons des nerfs centripètes mettant en mouvement, par voie réflexe, le système de la thermogenèse. L'action curative est due probablement à une modification du terrain par les phénomènes vaso-moteurs (G. Geley).

Effets. — C'est surtout dans les maladies éruptives que les badigeonnages de spartéine montrent une action remarquable.

1º Du côté de la température, après chaque badigeonnage, il y a baisse pendant douze heures environ, dans des proportions variant de 1 à 5º, et elle ne revient pas entièrement à son point de départ. La courbe générale est modifiée, ne présente plus de plateau, mais une courte série de grandes oscillations rapidement décroissantes, et ramenée parfois rapidement à la normale.

2º Du côté de l'exanthème, celui-ci cesse de s'étendre, pâlit et disparaît.

Indications. — La *rougeole,* la *scarlatine,* l'*érythème noueux,* l'*eczéma* avec *fièvre,* l'*érysipèle* et la *variole.*

C. Cocaïne en applications externes antipyrétiques. — Modes d'application. — En badigeonnages avec des solutions ou en pommades.

Lieu d'application. — Sur la cuisse.

Doses. — 0,05 de chlorhydrate de cocaïne à 0,10 dans un gramme d'eau (Geley).

Mode d'action. — C'est par réflexe nerveux périphérique qu'agit la cocaïne en applications externes.

Effets. — On obtient un abaissement thermique de 1º à 2º.

D. Gaïacol. — Nature du médicament. — C'est le gaïacol synthétique, cristallisé, qu'on emploie, ou simplement le gaïacol liquide, qui ne contient que 40 p. 100 de gaïacol ; mais le créosol qu'il contient agit de même. Chez l'enfant, on dilue au 10e avec l'alcool.

Doses. — Le badigeonnage se fait avec un ou deux centimètres cubes, rarement avec trois.

A doses plus fortes, on a des accidents, sueurs profuses, tendance au collapsus (Brice).

MODE D'ACTION. — D'après MM. Linossier et Lannois (de Lyon), le gaïacol s'élimine par l'urine à la suite de badigeonnages pratiqués sur la peau à l'aide de cette substance.

Il y a absorption du gaïacol par la peau. Celle-ci se produit en effet avec autant d'intensité, quand le sujet respire, à l'aide d'un tube, en dehors de la salle où il se trouve. On ne saurait donc incriminer l'absorption pulmonaire.

A la suite de badigeonnages de 2 grammes de gaïacol, l'élimination par le rein est déjà manifeste après un quart d'heure ; la proportion dans l'urine est la plus forte de une heure et demie à quatre heures après, et on l'a vue atteindre $3^{gr},3$ par litre. Elle décroît rapidement après six à sept heures. Après vingt-quatre heures, l'analyse ne décèle plus que des traces de gaïacol.

La proportion totale éliminée a atteint jusqu'à $1^{gr},11$, soit 55,5 p. 100 de la quantité employée en badigeonnage.

Ces recherches présentent un double intérêt :

1º Beaucoup de physiologistes refusant encore à la peau toute propriété absorbante, il est intéressant de trouver une substance à l'égard de laquelle la peau présente un pouvoir absorbant comparable à celui de l'intestin.

2º Au point de vue pratique, les badigeonnages de gaïacol pourront être utilisés pour suppléer très simplement l'ingestion, ou l'injection sous-cutanée de cette substance, ou pour en compléter l'effet.

Il y a nécessité d'envelopper la surface badigeonnée de taffetas imperméable, taffetas chiffon ou autre, pour assurer l'absorption, et de multiplier les badigeonnages, l'élimination du gaïacol absorbé étant très rapide.

L'action des badigeonnages peut varier avec les mélanges employés (Voir *Badigeonnages analgésiques,* p. 59).

Toutefois, certains auteurs rapportent l'action antithermique non au gaïacol absorbé en quantité insuffisante, mais à l'irritation cutanée, d'où réflexe sur le centre thermogène.

Pour MM. J. Courmont et J. Nicolas [1], le gaïacol, aux doses qui pénètrent dans l'organisme humain, à la suite de plusieurs badigeonnages cutanés, n'a aucune influence directe sur l'évolution des lésions tuberculeuses du cobaye, et l'amélioration ou la guérison obtenue chez certains tuberculeux, spécialement chez des granuliques, n'est due ni à l'action spécifique du gaïacol absorbé, ni à l'abaissement immédiat, mais passager, de la température, mais à la *régulation* définitive de la courbe thermique, redevenue normale après 2 ou 3 badigeonnages ; phénomène permettant à l'organisme humain de lutter efficacement contre la bacillose à l'aide de ses moyens habituels de défense.

EFFETS. — A la suite des badigeonnages avec le gaïacol, on observe un abaissement de la température aussitôt après les badigeonnages à la dose de 1^{gr},50 ; l'abaissement persiste pendant trois heures, puis la température remonte et dépasse même quelquefois le point primitif (Gilbert).

Tous les malades ne réagissent pas au gaïacol, et d'autre part il se produit une sorte d'accoutumance au bout de quelques jours (Gilbert, Capitan).

INDICATIONS. — Comme avec les autres substances capables d'abaisser la température lorsqu'on les applique simplement sur la peau, le gaïacol peut s'employer de cette manière dans tous les cas de

[1] *Prov. méd.*, 16 févr. 1890

fièvre, à condition qu'il existe des manifestations cutanées, *érysipèle*, *érythème noueux*, *eczéma fébrile*, *rougeole*, *scarlatine*, *variole*.

Badigeonnages antiseptiques. Voir: *Antisepsie du larynx* (p. 24).

Badigeonnages sudorifiques ou diurétiques, ou **méthode diurétique et sudorifique externe.** — Nature du médicament. — Pilocarpine en application externe. C'est sous forme de pommade que la pilocarpine a été employée :

Vaseline. . . . . 100 grammes.
Nitrate de pilocarpine . . . . 5 à 10 centigr.
(MOLLIÈRE, de Lyon.)

Mode d'administration, technique. — On fait l'application par friction avec la pommade et on recouvre la région avec un taffetas ciré, fixé avec des bandes.

Lieux d'application. — Le dos ou la cuisse.

Dose. — 2 à 3 grammes de pommade.

Adjuvants. — L'administration du lait, en même temps que celle de la pilocarpine, aide à la diurèse.

Mode d'action. — La pilocarpine en frictions ne paraît pas absorbée ou seulement en minimes quantités.

D'après les expériences de Guinard, Geley, Bard, etc., la pilocarpine appliquée sur les téguments amènerait un reflexe médullaire donnant lieu à la dilatation des vaisseaux du rein.

Effets. — En certains cas, amélioration plus ou moins rapide, diaphorèse et diurèse. M. Soulier admettrait au contraire que cette diaphorèse amènerait une diminution des urines, fait que M. Mollière n'a jamais noté.

Inconvénients. — A dose plus élevée, la pilocarpine peut provoquer des éruptions cutanées de nature diverse. Il faut donc se méfier.

INDICATIONS. — Cette méthode convient à toutes les formes de *néphrite, parenchymateuse* ou *interstitielle.*

CONTRE-INDICATION. — Il y a une contre-indication, c'est l'urémie ; il faut alors employer des moyens plus rapides : la saignée, les purgatifs, etc. Ensuite, on pourra venir à l'emploi de la pilocarpine.

BAINS. — Bains antiseptiques. — Antisepsie de la peau, bain savonneux, bain boriqué, bain au sublimé (p. 49).

Bains froids. — Méthode de Brand. — La méthode a triomphé aujourd'hui par suite de l'évidence même des résultats.

. PRINCIPE DE LA MÉTHODE. — L'idée première de l'administration du bain froid dans les pyrexies a été de diminuer la température, sous l'impulsion des idées théoriques. Le bain froid fait plus que cela.

NATURE DE L'AGENT. — C'est l'eau froide à quatre températures différentes, selon les cas, l'âge, etc.; les bains peuvent être donnés soit de 32 à 30 et à 25°, même seulement à 22°, soit de 24 à 22°, soit de 20 à 18° et même de 15 à 14°, selon la résistance du patient à se refroidir.

MODE D'ADMINISTRATION. — A. CHEZ LES ADULTES. — a. *Avant le bain.* — Chez les malades gravement atteints, avant la mise au bain, administration de quelques gorgées d'une potion ou d'un liquide alcoolique, grog, potion de Todd, champagne, etc., renouvelée si besoin pendant le bain. De même, injections de caféine et de sulfate de spartéine (Juhel-Renoy) ou même d'éther ou d'huile camphrée stérilisée (Huchard).

Avant le bain aussi, lotion sur la face et la poitrine avec de l'eau plus froide que celle du bain.

Le bain préparé à la *température* voulue, *constatée au thermomètre*, on peut, pour éviter les secousses au malade, tendre un drap sur la baignoire. Le malade est mis sur le drap tenu à deux mains à la tête et aux pieds ; on peut ainsi le descendre facilement.

b. *Pendant le bain.* — 1° Répéter l'administration des alcooliques, la potion de Stokes, par exemple :

Cognac . . . . }	50 à 60 centigr.
Eau de cannelle. . . . . }	
Sirop simple.	30 grammes.

ou tout autre tonique, thé, café alcoolisé, etc.

2° Affusions froides, à plusieurs reprises, à l'aide d'eau plus froide que celle du bain, versée sur la nuque et même sur la tête entourée d'une serviette en turban.

3° Frictions, massage sous l'eau.

c. *Après le bain.* — Essuyer rapidement, mais sans secousse, reporter sur le lit ; ne pas recouvrir avec excès ; au besoin, boule au pied ; boisson alcoolique ; repas une demi-heure après, puis sommeil, si possible, sinon cataplasme froid sur le ventre (Tripier, Bouveret). Se guider toujours avec le thermomètre.

Variantes selon la gravité des cas. Les règles que l'on a données pour la fièvre typhoïde s'appliquent aux autres pyrexies.

Pour les *cas simples*, voici ce qu'indiquait Juhel-Renoy pour les typhiques adultes :

« 1° Prendre toutes les trois heures, *jour et nuit*, la température du malade, et chaque fois que le thermomètre marque 39° (température *toujours rectale*), donner un bain de quinze *minutes* à 20° ;

« 2° Faire à trois reprises différentes durant deux minutes, au commencement, au milieu et à la fin du bain, une affusion avec de l'eau à 15°, versée lentement *sur la nuque* ;

« 3° Faire boire le malade pendant le bain ;

« 4° Sortir le malade du bain, s'il ne peut le faire seul, et l'étendre sur un drap sec avec lequel on l'essuiera *sans toucher à l'abdomen*. Couvrir très peu le malade, qui doit continuer à frissonner après le bain ;

« 5º Vingt minutes après le bain, la température sera de nouveau prise et consignée sur la feuille placée au lit du malade. »

Dans les *cas graves*, suivant M. Fr. Glénard et Juhel-Renoy, on doit agir ainsi, d'après la pratique primitive de Brand :

Pour le ou les premiers bains, pour eux seulement et pour tâter la susceptibilité du sujet: 1º le bain est donné à une température de 5 à 6º inférieure à la température du malade ; 2º on refroidit progressivement le liquide.

Mêmes boissons alcooliques, mêmes affusions, même massage sous l'eau.

M. F. Glénard donne le bain toutes les trois heures ; Juhel-Renoy toutes les deux heures, et le fait durer vingt minutes, au lieu de quinze.

Dans les *cas très graves*, voici la pratique à suivre :

Dans les conditions défavorables, M. Fr. Glénard donne ce qu'il appelle le *bain des moribonds:* « La tête du malade est débarrassée des cheveux, on le porte dans un *bain à* 32º dont *le niveau ne dépassera pas l'ombilic*. Le malade sera énergiquement frictionné dans ce bain, avec les mains nues ou armées d'une éponge trempée dans l'eau, et on arrosera la tête et le tronc d'eau de plus en plus froide. La durée du bain ne doit pas dépasser dix minutes ; le malade rapporté dans son lit, on enveloppe ses pieds de flanelles trempées dans l'eau très chaude qu'on renouvellera toutes les 10 minutes pendant deux heures. Ce bain sera répété au plus toutes les deux heures ; dans l'intervalle, vessie de glace sur la tête, fortes doses de vin, potion de Stokes. »

Juhel-Renoy l'a modifiée de cette façon : « Bain

toutes les deux heures à 15 ou 16°, car, dit-il, je cherche ce « choc » de l'eau froide qu'on redoute à tort, avec massage sous l'eau ; l'affusion froide est lente, mais *continue ; le malade nourri à la sonde s'il y a lieu,* puis retiré du bain : ensuite on lui pratique alternativement des piqûres de sulfate neutre de spartéine (20 à 30 centigrammes dans les vingt-quatre heures) et de caféine (50 centigrammes dans les vingt-quatre heures). »

Lorsque la température a tendance à remonter rapidement, MM. Tripier et Bouveret font, même dans l'intervalle des bains, des enveloppements dans le drap mouillé, et placent des cataplasmes froids sur le ventre.

C'est suivant ces règles qu'on doit appliquer les bains froids dans les pyrexies. Il ne faut pas de demi-mesures, qui ne mènent à aucun résultat.

D'après les expériences de M. Sigalas (de Bordeaux), les bains de 25° à 30°, prolongés jusqu'au frisson, seraient suffisamment froids pour remplir l'indication d'abaisser la température centrale d'un degré.

Mais, lorsqu'en dehors de l'hyperthermie à modérer, on veut combattre les autres accidents, soit du côté du système nerveux, des poumons, du cœur, des reins, on peut, avec Juhel-Renoy, en prolonger la durée et en abaisser la température, et *rechercher* même le *frisson.*

La méthode de Brand est une méthode systématique, applicable à tous les cas de maladies fébriles.

Ce n'est pas un bain froid par hasard qu'il faut administrer, mais toute une série de bains froids.

B. Chez les enfants. — Le mode d'administration et de réglementation chez les adultes peut s'appliquer d'une façon générale chez les enfants déjà un peu grands.

Pour les sujets très jeunes, on doit user de certaines précautions.

Chez les enfants même du premier âge, 25° et même
20° chez les plus âgés (Comby), représentent la température à choisir pour les bains froids. Il y a peut-
être de fortes réserves à faire au sujet des nourrissons de moins d'un an, où il faut adopter 32 et 30° au
moins. Chez eux, la balnéation froide demande quelque
prudence, par suite de leur tendance au refroidisse-
ment. Ce n'est pas affaire de contre-indication absolue,
mais de dosage plus rigoureux. Les bains froids à
25° seront donnés très courts, 5 à 10 minutes. On
insistera sur les frictions, le massage.; on usera largement des toniques.

Chez les enfants, on se trouve bien de remplacer
l'eau pure par de l'eau chargée de farine de moutarde ;
on a ainsi des *bains sinapisés froids,* dont l'action sti-
mulante est augmentée. Pour quelques médecins, il
n'y aurait là que des bains froids déguisés.

ACTION DES BAINS FROIDS. — 1° *Période de réfrigération externe.* — Dans le bain froid, surtout un peu
prolongé, la réfrigération initiale des parties superficielles s'accompagne de congestion des viscères par
refoulement central du sang. D'où dyspnée, frisson,
parfois claquement de dents. Cependant la température centrale du fébricitant ne s'élèverait qu'exceptionnellement pendant l'immersion dans le bain (à 25-
30°) (Sigalas, de Bordeaux).

Cette absence d'élévation de la température centrale pendant l'immersion coïncide avec la terminaison heureuse de la maladie, et l'ascension thermique
pendant le bain avec la terminaison fatale, idée déjà
émise par Bouveret et Tripier. L'observation de cette
température centrale pendant l'immersion donnerait
quelques inductions pronostiques : élévation thermique, processus fébrile intense, absence d'élévation et abaissement, formes moyennes et légères
(Sigalas).

2° *Période de réfrigération interne.* — Puis équilibre de la température entre la peau et les viscères ; la réfrigération de la périphérie gagne le centre. A ce moment, sensation agréable de *bien-être.* L'abaissement de la température centrale a pour résultat de calmer les symptômes douloureux, par exemple le point de côté de la pneumonie, et d'apaiser les phénomènes d'excitation cérébrale : insomnie, délire, convulsions.

Le bain froid agit comme *sédatif du système nerveux.*

3° *Période de réaction.* — Après le bain froid, la réaction ne commence guère qu'au bout d'une demi-heure, au plus tôt, à deux heures. Ce n'est que petit à petit que la chaleur reprend le taux qu'elle avait avant le bain. L'abaissement de la température centrale continue, pendant un temps variable, après la sortie du bain. La température axillaire reprend immédiatement une marche ascendante (Sigalas).

En somme, avec le bain froid, on observe un *abaissement thermique d'une certaine durée* et une *sédation du système nerveux.*

Action sur le sang. — D'après Winternitz (de Vienne), les bains froids augmentent le nombre des hématies et celui des leucocytes, ceux-ci dans une proportion moindre, ainsi que l'hémoglobine. Cet effet s'accroît encore par l'exercice musculaire.

De plus, action tonique sur tout le système circulatoire. Les stases sanguines disparaissent, et une nouvelle quantité de sang se trouve jetée dans la circulation. Les hématies augmentent dans le sang périphérique.

L'effet des bains froids sur les échanges nutritifs est donc le même que s'il existait une augmentation réelle du nombre d'hématies, puisque les hématies lancées dans la circulation n'existaient pas pour ainsi dire, au point de vue fonctionnel, avant l'application du froid.

Action sur la circulation, sur la pression artérielle.
— Le bain froid agit puissamment comme tonique du système cardio-vasculaire.

Il modère le nombre des pulsations cardiaques qu'il rend plus fortés ; par exemple, il baisse à 70 un pouls à 140.

Au point de vue de la pression, il la ramène à sa hauteur presque physiologique de 8 à 9, à 15, la normale étant 16.

Action sur les reins. — De ces modifications sur le système cardio-vasculaire découle l'établissement de la *diurèse*, par la régularisation de la fonction rénale. Le rein décongestionné remplit mieux son rôle d'organe dépurateur.

Les bains froids, en même temps qu'ils activent la sécrétion urinaire, provoquent une véritable décharge de toxines. Dans la fièvre typhoïde en particulier, on voit, sous leur influence, augmenter la toxicité des urines.

Action sur les poumons. — Le bain froid réagit sur le poumon. Il calme la dyspnée par la décongestion de l'organe et augmente les échanges (A. Robin).

REMARQUES. — Autre conséquence de l'abaissement de la température d'ordre physico-chimique : c'est la plus grande facilité de formation de l'oxyhémoglobine.

Dans l'application du froid, la température initiale à laquelle le sujet est primitivement soumis semble avoir la plus grande importance. En effet, M. Lefèbre (du Havre) a montré [1] que chez l'homme et chez le singe, placés dans l'eau à 5o, on voyait les mêmes phénomènes, le même abaissement de température, si, au

---

[1] Lefèbre (du Havre), *Société de biologie*, 9 mars 1895.

lieu de prolonger le bain à 5°, on plongeait ensuite le sujet en expérience dans un liquide à 15 degrés.

D'après ces constatations, il n'y aurait pas grand avantage à user du bain progressivement refroidi.

Sa seule indication semble limitée au cas où l'on veut éviter un choc nerveux trop intense par une immersion dans une eau trop froide.

Résultats. — La méthode de Brand, lorsqu'on l'applique suivant les règles, fournit des résultats véritablement suggestifs.

Voici quelques chiffres statistiques à l'appui, empruntés à M. Vogl[1], qui indiquent l'état actuel du traitement des typhiques :

	MORTALITÉ	
	Avant	*Après*
	la balnéothérapie froide.	
Dans l'armée prussienne. . . .	25 p. 100	8 p. 100 et 4,3 p. 100
Dans les armées française, anglaise et italienne, etc. . . .	30 p. 100	
Jurgensen (de Tubingen). . . .	22 p. 100	7,1 p. 100
	(Trait. non rigoureux)	à 1,8 p. 100
Brand (de Stettin).		3,5 p. 100
Leichtentern (de Stettin). . . .		5,4 p. 100
Batten (de Hambourg).		4 p. 100
Drashe (de Vienne)	16,2 p. 100	9,3 p. 100
Tripier et Bouveret (de Lyon).	25 p. 100	7,5 p. 100
Richard (de Paris).	10,2 p. 100	5,2 p. 100
Juhel-Renoy (de Paris).	14,2 p. 100	7,3 p. 100
	(Trait. non rigoureux);	4,7 p. 100
Kellay (de Philadelphie). . . .	17 p. 100	4,5 p. 100
Elliot de (Philadelphie).	24 p. 100	6,5 p. 100
Osler (de Baltimore).	21,8 p. 100	7,4 p. 100
Thompson (de New-York). . .	19 p. 100	7 p. 100

Indications. — Il y a deux camps, dans la pratique médicale, pour l'administration des bains froids :

Les uns, en dehors de la température, attendent l'apparition de symptômes sinon graves, tout au moins

---

[1] Vogl, *Journal de Winternitz* (de Vienne), juin 1895.

sérieux, et ne dérogent guère à leur règle qu'en présence d'une élévation thermique rapide et considérable, 40°5, 41° et plus.

Les autres ordonnent systématiquement des bains froids dès qu'il y a 39°, aimant mieux prévenir les symptômes graves que de les laisser apparaître. L'organisme à ce moment a bien moins d'énergie pour réagir.

La première indication formelle de la méthode de Brand, c'est l'*hyperthermie*. Dès que la température monte à 39° ou à 39°5, on doit plonger le malade dans l'eau froide.

L'indication se fait plus pressante lorsque la température reste en plateau, par exemple de 39°5 à 40°, sans rémission, que lorsqu'elle offre de grandes variations avec rémission, par exemple 38°2 le matin, 40° et plus le soir.

Mais par leur action tonique du système cardiovasculaire et du système nerveux, par leur action diurétique, les bains froids remplissent encore d'autres indications que celle de combattre l'hyperthermie. On les prescrira donc, *même au-dessous de 39°5 ou 39°, comme toniques et comme diurétiques ;* il n'y aura qu'une contre-indication : le collapsus avec hypothermie. Mais il y a indication dans les phénomènes nerveux graves (*délire, adynamie, tendance au collapsus, convulsions*).

On en a tiré les plus grands avantages dans la *pneumonie*, dans la *broncho-pneumonie* (A. Sevestre), — chez les enfants, les résultats se sont même montrés supérieurs à ceux qu'on obtient dans la fièvre typhoïde, — dans la *goutte cérébrale*, le *rhumatisme cérébral*, la *rougeole*, la *scarlatine*, l'*encéphalopathie urémique*, le *typhus exanthématique*, la *suette miliaire*, l'*infection puerpérale*, la *variole*, l'*encéphalopathie saturnine*, le *delirium tremens*, la *méningite*, l'*érysipèle*, la *variole grave*, etc.

CONTRE-INDICATIONS. — Les bains froids sont contre-indiqués dans les complications cardiaques graves : endo-péricardite, myocardite, et dans tous les états amenant l'adynamie et la *cyanose*, c'est-à-dire incapables de réaction ; mais les complications diverses ne créent nullement de contre-indication à leur début. A ce moment, ils assombrissent bien le pronostic, mais ils n'indiquent pas l'épuisement de l'organisme.

Un grand nombre d'auteurs, Juhel-Renoy en tête, font de l'apparition d'une *complication* l'indication formelle d'une *application intensive* de la balnéation réfrigérante. Mais la contre-indication se maintient chez le *vieillard*, qui réagit mal ; chez les *cardiaques*, et en particulier les *artério-scléreux*, dans la crainte de la mort subite possible ; chez les *pneumoniques doubles*, par l'accroissement subit et considérable de la dyspnée qui produirait l'asphyxie ; chez les *diabétiques* et les sujets atteints de *néphrite interstitielle ;* tous ces sujets peuvent, au contraire, être soumis à la pratique du drap mouillé.

Chez les *typhiques*, l'*hémorragie intestinale*, surtout la *perforation intestinale*, la *péritonite*, interrompent le traitement réfrigérant par les bains.

Bain nasal. — Voir : *Antisepsie des voies respiratoires supérieures*.

Bain photo-électrique. — Voir : *Photothérapie*.

BALNÉATION INTERNE. — PRINCIPE DE LA MÉTHODE. — Au lieu d'eau *extra* en bains, de l'eau *intus*, par la bouche et l'anus (Henry Duchesne, de Sainte-Anne-d'Auray).

MODE D'ADMINISTRATION. — 1º Faire boire au malade des liquides inertes (tisanes, boissons légèrement acidulées, eau légèrement rougie, grogs avec soupçon d'alcool), la plus grande quantité possible ; 2° lavement journalier tiède avec 20 grammes d'eau phéniquée faible (2,50 0/0). Si l'on veut, 60 centigrammes de sulfate de quinine pour un adulte, en deux prises.

RÉGIME DIÉTÉTIQUE. — Lait absolu ; ni bouillon, qui est une solution de poison (E. Gaucher), ni féculents, ni soupe maigre ; 2, 3, 4 litres de lait, 2 à 3 grogs très faibles, tisanes variées, jamais d'astringents ; vin de quinquina ou d'Espagne, macérations amères ; pas de bismuth.

EFFETS. — Diminution rapide de la diarrhée, abaissement de la fièvre, qui dépasse rarement 39° dès le quatrième ou cinquième jour de traitement ; entrée en convalescence au bout de vingt et un jours en général.

Durée de l'affection : 20 jours en moyenne.

Sur 31 cas traités, M. Duchesne a eu 2 morts, dont un alcoolique épuisé, soit 3,3 0/0.

INDICATION. — *Fièvre typhoïde* et *infections fébriles.*

BELLADONE. — Voir : *Intensive (Médication belladonée)* (p. 150).

BENZOATE. — **Benzoate de mercure.** — Injections sous-cutanées de sels mercuriels solubles (p. 138).

Benzoate de soude. — Antisepsie interne générale (p. 14) ; antisepsie des voies urinaires (p. 47).

BENZOIQUE (ACIDE). — Antisepsie des voies respiratoires digestives et supérieures (p. 18) ; vaporisations (p. 28).

BENZONAPHTOL. — Antisepsie intestinale simple (p. 40) ; antisepsie intestinale évacuante (p. 42) ; antisepsie intestinale astringente (p. 44).

BÉTOL. — Antisepsie intestinale simple (p. 40); antisepsie intestinale évacuante (p. 42); antisepsie intestinale astringente (p. 44).

BICARBONATE DE SOUDE. — Voir : *Injections intraveineuses* (p. 122).

BIÈRE (LEVURE DE). — Voir : *Levure* (p. 174).

BIIODURE DE MERCURE. — Injections sous-cutanées de sels mercuriels solubles (p. 190).

BLENNORRAGIE. — Voir : *Injections épidurales.*

BORAX (BIBORATE DE SODIUM). — Antisepsie médicale des voies digestives et respiratoires supérieures (p. 19); antisepsie médicale des voies urinaires (p. 47).

BORIQUE (ACIDE). — Antisepsie des voies digestives et respiratoires supérieures (p. 19); antisepsie intestinale, lavements (p. 43); antisepsie de la peau, bains (p. 49); antisepsie des voies respiratoires inférieures, médication interne (p. 30).

BROME DANS LA SYPHILIS. — Le *brome* seul, peut-être, mérite une mention comme succédané de l'iode.

Principe de la méthode. — Substituer le brome à l'iode dans le traitement de la syphilis s'explique par la parenté chimique des deux corps.

Mode d'administration. — On s'est servi de l'*eau bromée*, soit à l'intérieur, soit plus souvent comme topique.

Mode d'action et effets. — Ceux de l'iode.

Indications. — Dans les cas de *syphilis rebelles* aux iodures et au mercure, on doit penser au brome.

BRONCHITE. — Bronchite aiguë spasmodique. — Intensive (médication belladonée) (p. 150).

Bronchite chronique. — Intensive (médication arsénicale) (p. 148).

Bronchite fétide. — Antisepsie des voies respiratoires inférieures (p. 25); par inhalations (p. 25); vaporisations (p. 27); par la médication interne (p. 30); injections sous-cutanées (p. 127); méthode de M. Burlureaux (p. 142).

BRONCHOPNEUMONIE. — Abcès de fixation (p. 9); antisepsie générale (p. 14); antisepsie des voies digestives et respiratoires supérieures (p. 16); antisepsie pulmonaire (p. 25); par la médication interne (p. 30); par les vaporisations (p. 27); injections intrapulmonaires (p. 119); bains froids (p. 68); drap mouillé (p. 91); enveloppements humides (p. 97); collargol (p. 83); injections sous-cutanées de quinine (p. 144); lavements froids (p. 172).

CACHEXIE. — Glycérophosphates (p. 105); intensive (médication arsénicale) (p. 148); séquardine (p. 205); sérum artificiel (p. 224). Intensive (médication arsénicale) (p. 148).

CACHEXIE STRUMIPRIVE (MYXŒDÈME). — Suc thyroïdien (p. 237).

CACODYLATE. — Voir *Intensive (Médication arsénicale)* (p. 148).

CALOMEL. — Antisepsie intestinale (p. 40); évacuante (p. 42); emplâtre de Quinquaud (p. 91). — Voir : *Emplâtre au calomel; Injections sous-cutanées antisyphilitiques; Traumaticine.*

CANCER. — Intensive (médication arsénicale) (p. 148); Radium (p. 202); Séquardine (p. 205); Sérum anticancéreux (p. 208); sérum antistreptococcique (p. 217); suc thyroïdien (p. 237).

Cancer de l'estomac. — Sérum anticancéreux (p. 208); sérum antistreptococcique (p. 217).

Cancer ulcéré du larynx. — Antisepsie des voies respiratoires inférieures (p. 25); par inhalations (p. 25).

CANCROÏNE. — Sérum anticancéreux (p. 208).

CAPSULES SURRÉNALES. — Suc surrénal; médication capsulaire (p. 236).

CARCINOME PELVIEN. — Voir : *Injections épidurales* (p. 113).

CARDINE. — Principe de la méthode. — C'est l'application au cœur de la méthode générale de Brown-Séquard.

Nature, préparation, administration de l'agent thérapeutique. — Comme pour la séquardine (voir p. 205).

Effets. — Il y a une action tonique localisée spécialement sur le cœur.

Indications. — La cardine s'applique surtout dans les cas d'*asystolie,* mais aussi dans toutes les affections chroniques du myocarde.

Pour en obtenir quelques effets, la condition est de ne pas s'adresser à un organe trop dégénéré, incapable de réagir.

CATARRHE DE L'ESTOMAC. — Antisepsie stomacale (p. 34).

CÉPHALÉE SYPHILITIQUE. Voir : *Injection épidurale* (p. 113), *Ponction lombaire* (p. 176).

CÉRÉBRALE (médication). Voir : *Transfusion nerveuse.*

CHANCRE MOU. — Méthode abortive (p. 178).

CHARBON. — Sérum antistreptoccocique (p. 111).

CHLORHYDRIQUE (ACIDE). — Antisepsie stomacale (p. 35).

CHLOROFORME. — Antisepsie pulmonaire (p. 27); médication interne (p. 33); prophylaxie de l'influenza (p. 33); antisepsie stomacale (p. 34); lavage de l'estomac (p. 163).

CHLOROSE. — Antisepsie intestinale (p. 38); évacuante (p. 40); glycérophosphates (p. 105); ferrugineux en injections sous-cutanées (p. 101); intensive (médication arsénicale) (p. 148); minéralisatrice (médication) (p. 178); sang défibriné en lavements (p. 203); sérum artificiel (p. 224); transfusion nerveuse (p. 246).

CHLORURE. — **Chlorure d'éthyle.** — Pulvérisations révulsives (p. 196).

Chlorure de méthyle. — Pulvérisations révulsives (p. 196).

CHOLÉRA. — Antisepsie stomacale (p. 34); antisepsie intestinale (p. 38); simple (p. 40); astringente (p. 44); injections intra-intestinales (p. 118); lavage de l'estomac (p. 163); lavage de l'intestin (entéroclyse) (p. 160); sérum anticholérique (p. 208); sérum artificiel (p. 224).

CHORÉE. — Intensive (méthode arsénicale) (p. 148); Streptocoxine (p. 222).

CITRATE DE FER. — Ferrugineux par voie sous-cutanée (p. 101).

CITRON (JUS DE). — Dose. — Jusqu'à dix citrons par jour.

INDICATION. — *Rhumatisme chronique.*

COCAINE. — Badigeonnages antifébriles (p. 60); rachicocaïnisation (p. 199).

CŒUR (MALADIES DU). — Antisepsie intestinale
(p. 38); simple (p. 40); évacuante (p. 42); cardine
(p. 81); néphrine (p. 181); séquardine (p. 205).

COLIQUE SATURNINE. — Injections épidurales
(p. 113).

COLLARGOL. — Nature de l'agent. — Modification allotropique de l'argent, ou peut-être combinaison
ammoniacale : collargolate d'ammonium (Henriot);
l'argent colloïdal ou collargol donnerait des résultats
comme agent antiinfectieux, à actions encore insuffi-
samment définies.

Effets. — Ce n'est pas par son pouvoir bactéricide
qu'il agit; celui-ci se montre faible. Il y aurait plutôt
exaltation des défenses de l'organisme.

Mode d'administration. — Voici les principales
préparations pharmaceutiques sous lesquelles on le
prescrit :

En *pommade :*

Argent colloïdal	15 grammes.
Lanoline.	35 —
Axonge benzoïnée	50 —

Triturer très doucement l'argent colloïdal avec un
peu d'eau distillée froide. Ne pas pulvériser à sec.

Laver la peau au savon, à l'éther. Avec gros comme
une noisette de la pommade, deux ou trois frictions
par jour, d'une durée de vingt minutes, sur une
région riche en vaisseaux lymphatiques (aine,
aisselle).

Recouvrir ensuite la partie frictionnée de taffetas
chiffon.

En *solution pour injections intraveineuses.*

Argent colloïdal	1 gramme.
Eau distillée stérilisée	100 cc.

Humecter l'argent colloïdal avec de l'eau distillée

jusqu'à ce que les morceaux se soient ramollis; achever sa dissolution en agitant avec la quantité d'eau prescrite.

Dose. — 3 à 5 cc. dans les vingt-quatre heures, en une ou deux injections dans la veine céphalique ou dans une des grosses veines superficielles de la jambe.

Préparer la solution au moment du besoin, la loger dans des flacons en verre jaune.

En *solution pour usage interne.* Dose de 5 à 10 centigrammes dans les vingt-quatre heures.

Argent colloïdal	1 gramme.
Albumine d'œuf frais.	3 —
Glycérine	3 —
Eau distillée.	300 —

Trois ou quatre fois par jour une cuillerée à café dans un peu de lait, une demi-heure avant les repas.

En *pilules :*

Argent colloïdal	1 gramme.
Lactose	5 —
Eau distillée.	
Glycérine	} q. s.

Faire pilules n° 100, 4 à 6 par jour.

Pour la pratique chirurgicale.
En *ovules :*

Argent colloïdal	30 centigr.
Eau distillée.	1 goutte.
Beurre de cacao.	30 grammes.

Diviser en 10 ovules.

Indications. — Toutes les infections : broncho-pneumonie, ostéo-myélite, pleurésie purulente, fièvre typhoïde, pyohémie, septicémie, etc.

COLLOÏDAL (ARGENT). Voir : *Collargol* (p. 83). — (Mercure), voir : *Hyrgol* (p. 111).

COMA DIABÉTIQUE.—Lavage de l'estomac (p. 163); injections intraveineuses, solution bicarbonatée (p. 122); sérum artificiel bicarbonaté (p. 225).

COMPRESSES ÉCHAUFFANTES. — Voir: *Enveloppements humides partiels.*

CONGESTION PULMONAIRE.— Enveloppements humides (p. 97); lavements froids (p. 172).

CONGESTION RÉNALE. — Néphrine (p. 131).

CONSTIPATION HABITUELLE. — Antisepsie intestinale (p. 38); évacuante (p. 42); douche ascendante (p. 90).

CONVALESCENCE. — Glycérophosphates (p. 105); séquardine (p. 105); sérum artificiel (p. 224); transfusion nerveuse (p. 245).

COQUELUCHE. — Antisepsie des voies respiratoires supérieures (p. 16); antisepsie des voies respiratoires inférieures (p. 25); antisepsie laryngée par badigeonnages (p. 24); intensive (médication belladonée) (p. 150); injections sous-cutanées de quinine (p. 144); sérum anticoquelucheux (p. 209); vaccination dans la coqueluche (p. 255).

CORPS THYROIDE. — Suc thyroïdien (p. 237).

CORYZA CHRONIQUE. — Antisepsie des voies aériennes supérieures (p. 16); irrigations nasales (p. 20); insufflations (p. 24).

CRÉOSOTE. — Antisepsie des voies respiratoires inférieures (p. 26, 27); inhalations (p. 25); médication interne (p. 30, 31, 32); injections intrapulmonaires (p. 33); injections intratrachéales (p. 120);

injections sous-cutanées massives par la méthode de
M. Burlureaux, ou créosotées intensives (p. 142); vaporisations (p. 142).

CUIVRE. — La cuprothérapie a été essayée dans
la syphilis et dans la tuberculose comme antiseptique
contre l'agent infectieux ou neutralisant du poison de
ces infections.

A. **Cuivre dans la syphilis.** — Principe de la
méthode. — Dans la *syphilis,* on pourrait parfois avoir
recours au cuivre, d'après le docteur A. Price, dans
certains cas rebelles au traitement classique.

Nature de l'agent médicamenteux. — On a choisi le
sulfate.

Mode d'administration. — A l'intérieur on associe
avantageusement au sulfate de cuivre l'arsenic, le fer
et l'iode.

Dosage. — De 1/4 de milligramme jusqu'à 2 milligrammes, trois fois dans la journée.

Interrompre de temps en temps, un jour au plus
chaque semaine.

Effets thérapeutiques. — Action se faisant surtout sentir sur les adénopathies et les plaques muu-
queuses.

Accidents. — Symptôme d'intolérance : boulimie,
prostration, faiblesse cardiaque.

Indications. — La *syphilis.*

Contre-indications. — Cachexie syphilitique.

B. **Cuivre dans la tuberculose.** — On a aussi
employé le cuivre dans la *tuberculose.*

Principe de la méthode. — Détruire le bacille ou lui
rendre le terrain défavorable.

Nature du médicament. — Sous forme d'acétate ou
de phosphate (Luton, de Reims).

Mode d'administration. — Le phosphate de cuivre

ou l'acétate peuvent s'administrer de différentes manières.

En *potion :*

Acétate de cuivre . . . . 5 centigr.
Phosphate de soude . . . . 50 —
Potion gommeuse . . . . 125 grammes.

(LUTON.)

par cuillerée à bouche, d'heure en heure, à jeun.

En *pilules*, on peut prescrire :

Acétate de cuivre. . . . . 10 centigr.
Phosphate de chaux . . . . 50 —

(LUTON.)

10 pilules, 1 à 2 par jour à jeun.

D'après M. Luton, l'*injection* hypodermique serait peut-être à préférer.

N° 1. Phosphate de cuivre. . . . . 5 grammes.
Eau glycérinée (à parties égales). . 60 —

Le phosphate de cuivre ainsi préparé se présente sous l'état colloïdal.

N° 2. Acétate de cuivre ammoniacal . . . 1 gramme.
Eau distillée. . . . . 100 —

DOSES. — Un centimètre cube de l'une des deux solutions, renouvelée tous les quinze jours environ.

Les mêmes solutions peuvent servir à injecter les foyers tuberculeux (tumeurs blanches, adénites, etc.) (E. Luton fils).

L'acétate de cuivre trouve aussi son application comme topique.

En *lotions*, on peut employer la formule suivante :

Acétate de cuivre . . . . 1 gramme.
Eau distillée. . . . . 1000 —

En *pommades :*

Vaseline blanche. . . . . 30 grammes.
Acétate de cuivre . . . . 3 centigr.

En *collyres* :

Eau distillée. . . . . 20 grammes.
Acétate de cuivre . . . . 1 centigr.

Lieux d'élection. — En général, la région rétro-trochantérienne.

Effets. — A. *Locaux*. — Après les injections sous-cutanées, on observe un peu de douleur ; en général pas d'accidents.

B. *Généraux*. — 1° *Immédiats*. — Principalement avec les injections sous-cutanées, réaction géné-rale analogue à celle qu'on obtient avec la lymphe de Koch.

2° *Éloignés*. — Amélioration de l'état général et limitation des lésions.

Inconvénients. — Surveiller les phénomènes de cuprisme.

Indications. — *La tuberculose sous toutes ses formes* ressortit à cette médication rationnelle : arthrites tuberculeuses, coxalgie, onyxis scrofuleuse, ulcéra-tions tuberculeuses diverses (amygdales, peau, etc.).

CYSTITE. — Antisepsie médicale des voies urinaires (p. 47); injections épidurales (p. 113).

DÉBILITÉ SÉNILE. — Glycérophosphates (p. 105); séquardine (p. 205); spermine (p. 231); transfusion nerveuse (p. 245).

DÉCHLORURATION (MÉTHODE DE). — Prin-cipe de la méthode. — La rétention du chlorure de sodium par le rein malade provoquant par rupture d'isotonie les œdèmes, réduire les chlorures de l'ali-mentation pour ramener l'isotonie (Ch. Achard, Widal).

Détail de la méthode. — Soit régime lacté, qui agit surtout par pauvreté de chlorure de sodium ; ou mieux, *régime mixte*, avec aliments déjà peu riches en chlorure de sodium, sans adjonction supplémentaire de chlorure de sodium : viande, pommes de terre.

La *théobromine*, parmi les diurétiques, est presque le seul qui produise la déchloruration.

MODE D'ACTION. — Retour de l'isotonie et excrétion des chlorures accumulés. Permet l'action plus efficace des bromures.

EFFETS. — Disparition des œdèmes et des accidents d'urémie, amélioration de l'épilepsie.

INDICATIONS. — *Asystolie, épilepsie, urémie.*

DELIRIUM TREMENS. — Bains froids (p. 43).

DIABÈTE. — Antisepsie buccale (p. 18); intestinale (p. 38); glycérophosphates (p. 105); ferment glycolytique (Lépine) (p. 101); injections intraveineuses (p. 122); lavage de l'estomac (p. 163); levure de bière (p. 174); suc pancréatique (p. 234); suc surrénal (p. 236); spermine (p. 56); séquardine (p. 205); sérum artificiel (p. 224); végétarisme (légumine) (p. 259).

DIARRHÉE DES NOURRISSONS. — Antisepsie intestinale (p. 38); diète hydrique (p. 89); entéroclyse (p. 160); lait acidifié à l'acide lactique (p. 42); lait stérilisé (p. 158).

DIÈTE HYDRIQUE. — PRINCIPE DE LA MÉTHODE. — Supprimer l'ingestion de toute substance alimentaire capable de fermenter dans le tube digestif.

MODE D'ADMINISTRATION. — Eau pure en quantité, autant que possible sans adjonction; 1 litre pour un enfant de 6 mois : eau pure bouillie, eau d'Evian, eau de Vals.

MODE D'ACTION. — Outre le lavage opéré dans l'estomac, lavage du sang et lavage du rein, diminution graduelle de l'auto-intoxication gastro-intestinale et de ses suites.

EFFETS. — Amélioration de l'état général, puis de l'état local.

INDICATIONS. — Chez les enfants, toutes les *infections gastro-intestinales;* chez l'adulte, *fièvre typhoïde, urémie* (Renon).

DIGITALINE INJECTABLE. — Voir : *Injections intramusculaires* (p. 119).

DILATATION BRONCHIQUE. — Antisepsie des voies respiratoires inférieures (p. 25); inhalations (p. 25); vaporisations (p. 25); médication interne (p. 30); injections intrapulmonaires (p. 119).

DILATATION DE L'ESTOMAC. — Antisepsie stomacale (p. 33); antisepsie intestinale (p. 38); simple (p. 40); évacuante (p. 42); astringente (p. 44); douche ascendante (p. 90); lavage de l'estomac (p. 163).

DIPHTÉRIE. — Antisepsie générale (p. 14); antisepsie des voies respiratoires et digestives supérieures (p. 16); antisepsie des voies respiratoires inférieures (p. 25); par la médication interne (p. 30); par les vaporisations (p. 27); sérothérapie, sérum antidiphtérique (p. 209); sérum antidiphtérique desséché (p. 211); sérum antidiphtérique électrolytique (p. 211); sérum antidiphtérique bactéricide (p. 211).

DIURÉTIQUE (médication externe). — Voir : *Badigeonnages sudorifiques* (p. 67).

DOUCHES ASCENDANTES. — PRINCIPE DE LA MÉTHODE. — C'est l'application de l'hydrothérapie au gros intestin.

NATURE DE L'AGENT. — L'eau froide ou l'eau chaude peuvent également s'employer.

TECHNIQUE. — Le malade prend place sur un siège échancré, au milieu duquel surgit la canule qu'il s'introduit dans le rectum (Plombières, Aix, Vichy, Royat, Châtel-Guyon, Mont-Dore, etc.).

L'eau sous pression remplit le rectum et le côlon, et ressort par l'anus, autour de la canule.

Au bout de quelques jours, une certaine partie du liquide arrive peut-être à pénétrer à travers la valvule iléo-cæcale jusque dans l'intestin grêle.

Le simple mais grand lavage à faible pression, 0,30 à 0,40 cm., semble préféré maintenant. — Voir : *Lavage intestinal* (p. 160).

MODE D'ACTION. — La douche ascendante agit surtout comme agent tonique à l'instar de la douche, du massage et de l'électricité.

INDICATIONS. — C'est surtout la *constipation* qui ressortit à cette méthode : constipation par *atonie intestinale*, comme chez les *dilatés* et les *neurasthéniques;* constipation habituelle de la femme.

DRAP MOUILLÉ ou **ENVELOPPEMENT HUMIDE GÉNÉRALISÉ.** — PRINCIPE DE LA MÉTHODE. — C'est le même que celui des bains froids (p. 67). On espère soustraire un peu de calorique au fébricitant et lui procurer le bien-être de la réfrigération.

NATURE DE L'AGENT. — L'eau froide, imprégnant un tissu appliqué sur le corps, tel est l'agent thérapeutique mis en œuvre.

Selon les indications, on peut prendre l'eau à des températures différentes; le plus souvent, eau à la température ordinaire. On peut y ajouter un peu de vinaigre, d'alcool camphré, d'eau de toilette, d'eau de Cologne, etc.

MODE D'ADMINISTRATION. — Drap trempé dans l'eau

froide, bien exprimé; on y roule le malade, la tête seule dépassant. Faire boire une tasse de thé ou d'un liquide alcoolique. Recouvrir d'un édredon (Rendu). Il est important que le drap mouillé soit bien *exactement appliqué* sur toute la surface cutanée. Il doit mouler le corps *comme un maillot,* pénétrer dans les plis, dans les aisselles, les plis inguinaux, le pli inter-fessier.

Pour éviter de remuer le malade, on dispose sur le lit le drap mouillé et une couverture au-dessous, chacune de ces deux pièces roulées dans le sens de leur longueur sur la moitié de leur largeur, comme pour un changement d'alèze. Le malade mis de champ contre le rouleau formé par le drap et la couverture, on le retourne de champ sur l'autre côté; on n'a plus qu'à déplier le rouleau, mettre le malade à plat sur le dos et faire le modelage du corps avec le drap mouillé.

Durée de l'enveloppement. — Deux heures dans le drap mouillé suffisent pour obtenir l'effet désiré.

On peut répéter l'enveloppement toutes les trois heures et même toutes les deux heures, comme pour les bains froids.

On fait manger pendant l'enveloppement.

Action du drap mouillé. — L'action du drap mouillé se divise en trois périodes, à peu près semblables à celles du bain froid :

1o *Période de réfrigération.* — Au début de l'application du drap mouillé, il y a une sensation très intense de froid, pendant environ une minute.

2o *Période de réchauffement.* — La température périphérique abaissée remonte, et au bout d'une demi-heure il se manifeste une *sensation de bien-être*, très utile au malade.

3o *Période de réaction.* — Mais le réchauffement périphérique s'exagère dans la première demi-heure, et fait monter le thermomètre d'un 1/2 à 1 degré 1/2 au-dessus de la température constatée avant l'application de l'enveloppement.

En même temps se développe une *sudation* abondante, accompagnée de *diurèse* considérable et d'*expectoration*. A ce moment, la température centrale peut baisser de 1 à 1 degré 1/2.

En somme, *réfrigération périphérique courte, passagère, réaction intense,* qui entraîne par contre un *abaissement de la température centrale.*

INDICATIONS. — Elles diffèrent peu de celles des bains froids (voir p. 67). C'est affaire de dose. Le bain froid s'adresse aux cas graves, le drap mouillé aux cas ordinaires ou légers. Le drap mouillé s'applique aussi dans le cas où le bain froid est contre-indiqué.

CONTRE-INDICATIONS. — Comme pour les bains froids, *collapsus avec algidité.*

DYSENTERIE. — Antisepsie intestinale (p. 38); simple (p. 40); antisepsie intestinale astringente (p. 44); lavage intestinal (p. 160).

DYSPEPSIE. — Antisepsie stomacale (p. 34); lavage de l'estomac (p. 163); antisepsie intestinale (p. 38); simple (p. 40); évacuante (p. 42); astringente (p. 44); entérokinase (p. 97); glycérophosphates (p. 105); phosphorique (médication acide) (p. 191).

DYSPEPTINE. — Voir : *Suc gastrique* (p. 232).

EAU CHLOROFORMÉE. — Antisepsie stomacale (p. 34); lavage de l'estomac (p. 163); prophylaxie de l'influenza (p. 29); pulvérisations (p. 27).

EAU DE CHAUX. — Instillations intratrachéales (p. 147).

EAU NAPHTOLÉE. — Antisepsie stomacale (p. 34); antisepsie intestinale (lavements) (p. 43); lavements antiseptiques (p. 43).

EAU OXYGÉNÉE. — Lavage de l'estomac (p. 163); méthode abortive du chancre mou et de la syphilis (p. 178).

EAU SALÉE (SOLUTION D'). — Voir : *Sérum artificiel* (p. 224).

EAU SULFOCARBONÉE. — Antisepsie stomacale (p. 35).

ECTHYMA. — Antisepsie de la peau (p. 49).

ECZÉMA. — Intensive (médication arsénicale) (p. 148).

Eczéma fébrile. — Badigeonnages antifébriles (p. 60).

ÉLECTRIQUE. — Voir : *Vésicatoire électrique* (p. 261).

ÉLECTROPHOTOTHÉRAPIE. — Voir : *Photothérapie* (p. 194).

EMPHYSÈME PULMONAIRE. — Intensive (médication arsénicale) (p. 148). Suc pulonaire (p. 235).

EMPLATRE AU CALOMEL (Quinquaud). — PRINCIPE DE LA MÉTHODE. — Ce n'est pas dans l'application d'emplâtre à base mercurielle, découpé en rondelles, sur les syphilides cutanées, qu'est la méthode de Quinquaud. Mais dans ce mode de traitement, l'emplâtre fait seul les frais. Il remplit l'office d'une réserve médicamenteuse.

Méthode analogue de E. Welander (de Stockholm), qui fait des applications d'onguent napolitain sur un linge.

NATURE DU MÉDICAMENT. — La formule de l'emplâtre au calomel employé à l'hôpital Saint-Louis par Quinquaud est la suivante :

Emplâtre diachylon des hôpitaux . .	3000 parties.
Calomel à la vapeur.	1000 —
Huile de ricin	300 —

La préparation est étendue sur des bandes de la longueur et de la largeur habituelle aux rouleaux d'emplâtre, de sorte que chaque décimètre carré contient environ 1^{gr},20 de calomel.

MODE D'ADMINISTRATION. — On s'assure à l'avance que l'emplâtre collera bien et adhérera bien intimement à la peau. Cette recommandation n'est pas sans utilité. Recommander de faire l'emplâtre assez mou. On peut remplacer l'emplâtre au calomel par l'emplâtre de Vigo *cum mercurio.*

On arrondit légèrement les coins de l'emplâtre; on l'applique, après l'avoir légèrement fait ramollir au besoin, soit en ceinture, en avant ou en arrière, soit latéralement à droite ou à gauche. La peau sousjacente aura été bien nettoyée au préalable, puis séchée.

DOSAGE. — La grandeur des morceaux d'emplâtre varie selon l'âge et le sexe.

Chez l'homme	10 sur 12 centim.
Chez la femme.	8 sur 10 —

Changer chaque semaine.

Chez l'enfant, la longueur de l'emplâtre doit excéder non pas relativement, mais absolument, celle qu'on emploie chez l'adulte. Au lieu de 5 centim. sur 10, on peut aller jusqu'à 10 sur 15 et plus, 20 par exemple chez les tout jeunes enfants, non seulement sans inconvénient aucun, mais avec grand profit pour les petits syphilitiques ainsi traités.

En même temps qu'à l'enfant, on peut appliquer un emplâtre à la mère qui l'allaite.

Tous les huit jours, on enlève l'emplâtre, on lave la place, et on en pose un autre sur une autre région.

Si pendant les huit jours d'application l'emplâtre devient trop sale, on le change.

MODE D'ACTION. — Le chlorure de sodium et les sudorates alcalins contenus dans la sueur transforment petit à petit le protochlorure insoluble en bichlorure soluble, qui s'absorbe et agit d'une façon continue. On retrouve le mercure dans l'urine.

EFFETS. — A. *Locaux.* — La seule conséquence de l'application peut être d'entraîner, surtout chez l'enfant, un peu de desquamation au-dessous de l'emplâtre par macération de l'épiderme, mais sans éruption d'aucune sorte, ni sous l'emplâtre, ni autour de ce topique.

B. *Généraux.* — On observe très rarement de la stomatite. L'organisme est sous l'influence continuelle du médicament, mais le mercure n'est jamais en circulation qu'en quantité modérée.

Sur les lésions spécifiques, l'emplâtre au calomel montre une puissance d'action égale aux autres préparations mercurielles.

INDICATIONS. — On donne la préférence à l'emplâtre au calomel sur les autres mercuriaux dans les conditions suivantes : *intolérance de l'estomac* ou *de l'intestin* pour la médication interne, nécessité d'un *traitement secret,* etc.

EMPOISONNEMENTS. — Lavage de l'estomac (p. 63).

ENCÉPHALOPATHIE URÉMIQUE. — Voir : *Urémie* (p. 252).

ENTÉRITES. — Antisepsie intestinale (p. 38); simple (p. 40); évacuante (p. 42); astringente (p. 44); lavage de l'intestin (p. 160); lait stérilisé (p. 158).

ENTÉROCLYSE. — Voir : *Lavage intestinal* (p. 160).

ENTÉROKINASE ou **SUC INTESTINAL.** — Principe de la méthode. — Le suc intestinal a une
action bien démontrée aujourd'hui (Paulow, Dele-
zenne, Gley, Carrion et Hallion), d'aider à l'action du
suc pancréatique, et principalement à la digestion des
albuminoïdes par les trypsines.

Nature du médicament. — Extrait de la muqueuse
intestinale.

On l'associe avec la pancréatine, *pancréatokinase*.

On enferme la préparation dans des capsules de
gluten pour qu'elle passe inattaquée dans l'estomac.

Dose. — De 20 à 50 centigrammes aux repas, ou aussitôt après.

Indications. — *Dyspepsies diverses, dyspepsies intestinales,* particulièrement *infection gastro-intestinale des
nourrissons.*

**ENVELOPPEMENT HUMIDE. — Enveloppe-
ment humide généralisé.** — Voir : *Drap mouillé*
(p. 91).

Enveloppements humides partiels. — Principe de la méthode. — C'est une idée analogue à
celle qui a guidé pour les bains froids et pour le drap
mouillé, qui a présidé à l'emploi des compresses imbibées d'eau froide appliquées en permanence sur le
thorax ou sur toute autre région.

Nature de l'agent. — Comme pour le bain froid,
comme pour le drap mouillé, les enveloppements humides représentent une application de l'eau froide.

Mode d'administration. — Les compresses trempées
dans l'eau à la température de la chambre sont bien
exprimées, puis appliquées sur le thorax et recouvertes d'un taffetas gommé et maintenues par quelques
tours de bandes (P. Le Gendre).

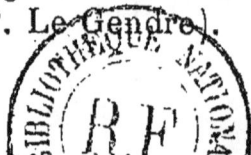

3*

On fabrique ainsi une espèce de corset ou de gilet humide avec de la tarlatane taillée en compresses, ou même en une seule pièce de plusieurs doubles en forme de gilet.

Pour les applications sur l'abdomen, dites *compresses échauffantes*, on peut se servir soit de tarlatane, soit de coton hydrophile imbibé d'eau froide, ou encore d'eau très chaude, exprimé et recouvert d'imperméable.

Mode d'action. — La compresse froide n'agit que faiblement par soustraction du calorique; la chaude a le même effet; la température ne baisse du reste qu'après quelques heures. Il se produit surtout une vaste *révulsion* non douloureuse, dénoncée par la rubéfaction intense de la peau (P. Le Gendre).

Effets. — A. *Locaux.* — La première impression est une sensation de froid momentané avec initial resserrement des vaisseaux et chair de poule. A la vaso-constriction succède la vaso-dilatation.

B. *Généraux.* — A cette sédation locale se joint l'amélioration des phénomènes généraux. Par les compresses humides permanentes, on obtient aussi la *sudation* et la *diurèse;* et il y a tout avantage à en continuer l'application autant qu'il est nécessaire.

Le froid local, et surtout les températures basses, la glace appliquée sur la région cardiaque, diminuent la fréquence des battements cardiaques, augmentent leur force et leur plénitude, modèrent la dyspnée; mais à la condition qu'il n'y ait pas encore une altération profonde du myocarde ou une intoxication profonde (Grigorowitsch).

En applications sur la région épigastrique et abdominale, les compresses froides ou très chaudes amènent la sédation des phénomènes douloureux de la digestion.

Les applications locales d'eau froide donnent lieu

à une augmentation du nombre d'hématies dans le sang pris au niveau de l'application locale du froid, et à une diminution dans le sang pris dans une autre partie du corps.

INDICATIONS. — Si l'on fait attention à l'action révulsive des enveloppements humides, on voit qu'on peut les appliquer contre les états congestifs d'ordre divers, dans les *affections du thorax*, comme par exemple la *congestion pulmonaire*, dans la *bronchite*, la *bronchopneumonie*, la *pneumonie*, l'*asthme*, l'*emphysème*, la *pleurésie*, etc., contre les *phénomènes douloureux gastriques* et *intestinaux*.

Les enveloppements froids conviennent très bien au traitement des diverses affections thoraciques aiguës *chez l'enfant*. C'est même un traitement de choix.

C'est le même mode de traitement que celui, déjà ancien dans l'ordre chirurgical, de l'entorse, des fractures, des lymphangites, des phlegmons, par les compresses imbibées d'eau pure ou aromatisée, comme celui des enveloppements froids locaux, dans l'arthrite, dans l'hydarthrose, la *goutte*, le *rhumatisme*, l'hydrocèle et l'orchite.

ÉPILEPSIE. — Déchloruration (p. 88); intensive (médication arsènicale) (p. 48).

ÉRYSIPÈLE. — Antisepsie de la peau (p. 49); badigeonnages antifébriles (p. 60); bains froids (p. 68); injections sous-cutanées de quinine (p. 144); sérum antistreptococcique (p. 217).

ÉRYTHÈME NOUEUX. — Badigeonnages antifébriles (p. 60).

ÉRYTHROL. — Voir : *Antisepsie stomacale* (p. 37).

ESSENCE DE GAULTERIA. — Voir : *Gaulteria*.

ESSENCE DE TÉRÉBENTHINE. — Voir : *Térében-thine* (p. 245).

ESSENCE DE WINTERGREEN. — Antisepsie des voies respiratoires inférieures (p. 28).

ÉTHER NITREUX. — Voir : *Hypotensive* (*médication*) (p. 109).

EUCALYPTUS (PRÉPARATIONS D'). — Teinture, essence. — Antisepsie des voies respiratoires et digestives supérieures (p. 18); antisepsie des voies respiratoires inférieures (p. 26); inhalations (p. 26); pulvérisations (p. 28); injections intratrachéales (p. 120); vaporisations (p. 28); médication interne (p. 31); injections sous-cutanées antibacillaires (p. 127); instillations intratrachéales (p. 147).

EXTRAITS ORGANIQUES. — Cardine (p. 81); entérokinase, suc intestinal (p. 971); néphrine (p. 181); ovairine (p. 185); pancréatokinase (p. 97); séquardine (p. 205); suc mammaire (p. 233); suc médullaire (p. 233); suc musculaire, zomothérapie (p. 260); suc splénique (p. 235); suc pancréatique (p. 239); suc prostatique (p. 235); suc surrénal (p. 236); suc thymique (p. 237); suc thyroïdien (p. 237); transfusion nerveuse cérébrale (p. 246); médullaire (p. 233).

FERMENTS. — Voir : *Levure de bière* (p. 174).

Ferment glycolytique (Lépine). — PRINCIPE DE LA MÉTHODE. — A l'état normal, le sucre du sang est réduit par un ferment contenu dans le sang; on peut tenter de le remplacer par un ferment analogue.

NATURE, PRÉPARATION, ADMINISTRATION DE L'AGENT. — On s'adresse à la *maltose,* à laquelle on fait subir un certain degré d'oxydation et d'hydratation.

On prépare une solution au 1/100, qu'on injecte profondément sous la peau.

Dose. — Chaque jour on emploie 1 cc. à 1 cc. 1/2 de la solution.

Mode d'action. — Le ferment introduit transforme le sucre en alcool et acide carbonique.

Effets. — A. *Locaux*. — Peu de réaction et peu de douleur.

B. *Généraux*. — Sucre urinaire en diminution, symptômes amendés.

Indications. — *Diabète*.

FERRUGINEUX PAR LA VOIE SOUS-CUTANÉE.

— Principe de la méthode. — Les ferrugineux ont deux inconvénients principaux : leur goût styptique, l'irritation qu'ils provoquent sur l'estomac ; on peut y ajouter la constipation. On espère parer à ces désagréments par l'emploi de la voie sous-cutanée.

Nature des médicaments. — Pour cet usage on peut s'adresser aux composés suivants : au lactate de fer, au citrate de fer, au pyrophosphate ferrico-sodique, au sulfate de fer à l'alcool, au pyrophosphate de fer citro-ammoniacal, chacun en solution dans l'eau distillée stérilisée à 0,50, 1 et 1,50.

Le cacodylate de fer agit à la fois comme arsénical et comme ferrugineux.

Glycérophosphate de fer. Voir : *Glycérophosphate* (p. 105).

Dose. — Par la voie sous-cutanée, il suffit de doses un peu inférieures à celles qu'on ordonne par la voie buccale. En général, et en tenant compte de la quantité de fer contenue dans chacune des combinaisons précédentes, il suffit de 0,05 à 0,10 par vingt-quatre heures. Il y a avantage à fractionner.

Mode d'action, effets. — C'est le mode d'action et les effets des préparations ferrugineuses en général, avec cette particularité qu'il a une plus grande rapidité.

INDICATIONS. — Lorsqu'il y a contre-indication à l'administration stomacale, lorsqu'on doit agir vite, les ferrugineux peuvent être administrés par injection sous-cutanée, par exemple dans les *anémies graves,* l'*anémie pernicieuse progressive,* les *hémorragies* avec syncope, etc.

FIBROMES UTÉRINS. — Séquardine (p. 205).

FIÈVRE. — Air froid (p..11); badigeonnages antipyrétiques (p. 60); bains froids (p. 68); drap mouillé (p. 94); collargol (p. 83); injections sous-cutanées de quinine (p. 144); lavements froids (p. 172).

FIÈVRE PUERPÉRALE. — Voir : *Infection puerpérale* (p. 113).

FIÈVRE TYPHOIDE. — Abcès de fixation (p. 9); antisepsie des voies digestives et respiratoires supérieures (p. 16); antisepsie intestinale (p. 38); antisepsie simple (p. 40); antisepsie évacuante (p. 42); antisepsie astringente (p. 44); antisepsie de la peau (p. 49); bactériothérapie pyocyanique (p. 58); bains froids (p. 68); balnéation interne (p. 77); drap mouillé (p. 91); collargol (p. 83); diète hydrique (p. 89); injections sous-cutanées de quinine (p. 144); sérum antityphoïdique (p. 221).

FIÈVRES ÉRUPTIVES. — Antisepsie générale (p. 13); antisepsie des voies digestives et respiratoires supérieures (p. 16); antisepsie de la peau (p. 49); injections sous-cutanées de quinine (p. 144); photothérapie, lumière rouge (p. 193).

FLUORURE. — Fluorure d'ammonium. — Fluorure de calcium. — Antisepsie intestinale (p. 42).

Fluorure de sodium. — Antisepsie des voies respiratoires inférieures, médication interne (p. 33); antisepsie stomacale (p. 37).

FORMINE. — Voir : *Antisepsie médicale des voies urinaires* (p. 48).

FRICTIONS. — Antisepsie de la surface cutanée (p. 56).

Frictions au gaïacol. — Antisepsie des voies respiratoires inférieures (p. 32); badigeonnages anti-fébriles (p. 60).

FRIGOTHÉRAPIE. — Curieuse méthode (R. Pictet), dans laquelle on soumet un sujet à des températures extrêmement basses au-dessous de 0°, de — 100°, — 110°. D'où l'accélération de la circulation, l'apparition de la faim.

Mode d'administration. — Le sujet soigneusement enveloppé de vêtements chauds, pelisse, fourrures, les jambes emmaillotées séparément dans une couverture de laine, est descendu dans un appareil ou puits frigorifique dont la température reste constante, la tête et le haut des épaules dehors.

Légers mouvements des jambes.

Dosage. — Durée 8 minutes environ, marche ensuite.

Effets. — Surtout marqués du côté de l'estomac.

Application de la méthode. — Jusqu'ici et dans un cas, *dyspepsie avec gastralgie.*

FURONCLE, FURONCULOSE. — Antisepsie intestinale (p. 38); antisepsie de la peau (p. 49). Levure de bière (p. 174).

Traitement abortif. — M. le docteur Gallois a proposé un procédé pour le traitement abortif des furoncles, supérieur à la teinture d'iode.

Sa formule utilisée est la suivante :

Iode métallique . . . .   4 grammes.
Acétone.   10   —

On se sert de ce mélange en application locale qu'on répète au besoin.

GAIACOL. — Antisepsie des voies respiratoires inférieures (p. 25); inhalations (p. 27); médication interne (p. 31, 32); badigeonnages analgésiques (p. 59); badigeonnages antifébriles (p. 60); badigeonnages antidouloureux (p. 57); frictions (p. 32); lavements (p. 32); injections sous-cutanées antibacillaires (p. 128).

GANGRÈNE DES EXTRÉMITÉS BRONCHIQUES. — Antisepsie des voies respiratoires inférieures (p. 25); antisepsie par inhalations (p. 26); vaporisations (p. 27); antisepsie par la médication interne (p. 30).

GANGRÈNE PULMONAIRE. — Antisepsie générale (p. 13); antisepsie des voies respiratoires inférieures (p. 25); antisepsie par inhalation (p. 26); vaporisations (p. 27); médication interne (p. 30); injections sous-cutanées, méthode de M. Burlureaux (p. 205); séquardine (p. 143).

GARGARISMES ANTISEPTIQUES. — Antisepsie des voies digestives et respiratoires supérieures (p. 16).

GASTERINE. — Voir : *Opothérapie, Suc gastrique* (p. 232).

GASTRALGIE. — Frigothérapie (p. 103).

GASTRITE CATARRHALE. — Antisepsie stomacale (p. 33); lavage de l'estomac (p. 163).

GASTRO-ENTÉRITE. — Antisepsie intestinale (p. 38); simple (p. 40); évacuante (p. 42); astringente (p. 44); diète hydrique (p. 174); lavage intestinal (p. 160); levure de bière (p. 89); sérum artificiel (p. 250).

GAULTERIA (ESSENCE DE). — Antisepsie des voies respiratoires inférieures (p. 28); vaporisations (p. 28).

GÉLATINE. — Voir : *Sérum gélatiné* (p. 230).

GLUCOSIDES EN APPLICATIONS EXTERNES ANTITHERMIQUES. — Voir : *Badigeonnages antifébriles* (p. 60).

GLYCÉRINE SUBLIMÉE. — Voir : *Antisepsie de la bouche et de la gorge* (*diphtérie*) (Moizard) (p. 19).

GLYCÉROPHOSPHATES, MÉDICATION GLYCÉROPHOSPHATÉE. — PRINCIPES DE LA MÉTHODE. — La constitution chimique des glycérophosphates les rapproche de la lécithine ou matière nerveuse phosphorée, et en fait (Albert Robin) les agents les plus aptes à rendre à l'organisme le phosphore organique.

Les phosphates minéraux ont une assimilation tout à fait défectueuse.

NATURE DE LA SUBSTANCE. — C'est surtout le glycérophosphate de chaux qu'on emploie, puis ceux de soude, de fer.

Les réactions suivantes permettent de s'assurer de la pureté des préparations phosphoglycériques et de les différencier des phosphates :

RÉACTIFS	PHOSPHATES MINÉRAUX	GLYCÉROPHOSPHATES
Mixture magnésienne.	Précipité blanc.	Pas de précipité.
Nitrate d'argent.	Précipité jaune clair.	Précipité blanc gélatineux.
Perchlorure de fer (1 *goutte*).	Précipité blanc jaunâtre.	Pas de précipité.

MODE D'ADMINISTRATION. — Soit par la voie buccale, soit par la voie hypodermique.

DOSE. — La dose moyenne en injections sous-cutanées oscille autour de 0,25 par injection. Par la bouche, on donne dans la journée :

Pour les glycérophosphates de chaux, de soude, de magnésie, 0,30 à 1 gramme;

Pour le glycérophosphate de fer, 0,10 à 0,30.

Voici des formules un peu longues :

No 1.   Glycérophosphate de chaux. . . . .   6 grammes.
        —   de soude. . . . . ⎫
        —   de potasse. . . . ⎬ 2   —
        —   de magnésie . . . ⎭
        —   de fer   1   —
        Teinture de fèves de Saint-Ignace .   XXX gouttes.
        Pepsine. . . . .   3 grammes.
        Maltine.   1   —
        Teinture de kola. 10   —
        Sirop de cerises 200   —

Une cuillerée à soupe au milieu des deux princi-paux repas. (A. Robin.)

N° 2.   Glycérophosphate de chaux. . . . .   0.30 centigr.
        —   de soude. . . . . ⎫
        —   de potasse. . . . ⎬ 0.10   —
        —   de magnésie . . . ⎭
        —   de fer. . . . . .   0.05   —
        Poudre de fèves de Saint-Ignace. . 0.03   —
        Pepsine. . . . . 0.15   —
        Maltine. . . . . 0.05   —

pour un cachet; un cachet au milieu des repas. (A. Robin.)

N° 3.   Glycérophosphate de fer . . . . . . 0.05 centigr.
        Poudre de rhubarbe . . . . 0.05   —
        Extrait de quinquina. . . . . 0.10   —

pour une pilule; 2 à 3 par jour au moment des repas.

Pour les injections sous-cutanées on emploie :

N° 1.   Glycérophosphate de chaux. . . . .   5 grammes.
        Eau. 100   —

N° 2.   Glycérophosphate de soude. . . . . 20 grammes.
        Eau. 100   —

Les solutions préparées pour le besoin, peu à l'avance, doivent être stérilisées et maintenues telles.

On injecte 2 cc. de liquide, soit au dos, soit à la cuisse.

Effets. — D'après M. Albert Robin, les glycéro-phosphates : 1° accélèrent les *échanges envisagés d'une manière générale,* aussi bien ceux de la matière orga-nique que ceux de la matière inorganique, avec peut-être une certaine prédominance pour ces derniers.

2° Ils accélèrent principalement les *échanges azotés,* et cela dans toutes les étapes de ceux-ci. Ils favorisent le courant d'assimilation des matières albuminoïdes et leur intégration cellulaire. Ils augmentent parallèle-ment les actes de la désassimilation azotée, et ac-croissent l'utilisation de l'azote désintégré. — Il n'est donc pas un des actes de la nutrition azotée qui ne soit amélioré.

3° Ils influencent peu la formation de l'*acide urique;* mais le fait de l'augmentation des échanges azotés a pour conséquence d'abaisser le plus souvent son rap-port à l'urée, d'où encore une preuve de l'améliora-tion de ceux-ci.

4° Ils agissent sur les *échanges sulfurés* comme sur la nutrition azotée, en ce sens qu'ils les augmentent et qu'ils accroissent l'oxydation des produits sulfurés désintégrés. Et comme le rapport du soufre à l'azote croît dans presque tous les cas, il en résulte aussi que les organes riches en soufre, comme le foie, sont particulièrement le siège d'une nutrition plus active.

5° Ils n'ont pas d'effet marqué sur les fermentations intestinales.

6° L'augmentation du chlorure de sodium confirme le fait clinique d'un accroissement de l'appétit.

7° Tout en favorisant, très probablement, l'assi-milation nerveuse des *phosphates* alimentaires, ils modèrent la dénutrition du système nerveux, agissent sur celui-ci comme un moyen d'épargne, et aident à sa reconstitution en se fixant en presque totalité dans l'organisme. Cette action d'épargne est corroborée par la diminution de la désassimilation de la magnésie, l'autre dominante minérale du tissu nerveux.

8° Ils augmentent les échanges calciques, et ceux de la substance osseuse, sans influencer ses échanges phosphorés.

INCONVÉNIENTS. — Ils sont presque nuls; M. A. Robin a noté une fois chez une ataxique de l'excitation avec hallucination.

INDICATIONS. — L'indication qui prime tout dans l'administration des glycérophosphates, c'est la dépression nerveuse, quelles que soient les affections qui comprennent ce symptôme parmi leurs manifestations :

Anémie, chlorose, neurasthénie, débilité sénile, ataxie locomotrice, diabète, dyspepsie, convalescence, grippe, maladie d'Addison, goutte chronique, paralysies diverses, ostéite, rhumatisme chronique, néphrite interstitielle et albuminuries, obésité, phosphaturie, sciatique, surmenage, tic douloureux de la face et autres, tuberculoses.

GOITRE. — Suc thyroïdien (p. 237).

GOITRE EXOPHTALMIQUE.—Séquardine (p.205); suc thyroïdien (p. 237); suc thymique (p. 237).

GOUTTE. — Antiuricémique (médication) (p. 56); glycérophosphates (p. 105); pipérazine (p. 56).

GOUTTE CÉRÉBRALE. — Bains froids (p. 67).

GRAVELLE. — Voir : *Antiuricémique (médication)* (p. 56).

GRIPPE. — Antisepsie pulmonaire, prophylaxie (p. 28); intensive (médication arsénicale) (p. 148); glycérophosphates (p. 105).

GROSSESSE (VOMISSEMENTS DE LA). — Intensive (médication arsénicale) (p. 148).

HÉLIOTHÉRAPIE. — Voir : *Photothérapie* (p. 193).

HÉMOGLOBINURIE. — Minéralisatrice (médication) (p. 178).

HÉMORRAGIE. — Sérum artificiel (p. 224); injections sous-cutanées (p. 226); sérum gélatiné (p. 230).

HÉMOTHÉRAPIE. — Injections sous-cutanées de sang (p. 146). Sérum antituberculeux (p. 220).

HUILE CHLOROFORMÉE. — Antisepsie pulmonaire, inhalations (p. 27).

HUILE DE FOIE DE MORUE. — **Huile de foie de morue chloroformée.** — Antisepsie pulmonaire par médication interne (p. 33).

Huile de foie de morue créosotée. — Antisepsie pulmonaire par élimination, administration stomacale (p. 32); en injections sous-cutanées massives (méthode de Burlureaux) (p. 142).

HUILE GRISE. — Voyez : *Injections sous-cutanées antisyphilitiques* (p. 129).

HYDRIQUE. — Voir : *Diète* (p. 89).

HYPOSULFITE DE SOUDE. — Antisepsie des voies respiratoires inférieures (p. 31); médication interne (p. 31).

HYPOTENSIVE. (Médication) (H. Huchard).
PRINCIPE DE LA MÉTHODE. — Abaisser la tension artérielle.
NATURE DES MÉDICAMENTS. — **Nitrite d'amyle**, en inhalations.

Trinitrine (Berthelot), trinitrate de glycérine ou nitroglycérine, glonoïne des homœopathes.

Eau distillée.	300 grammes.
Solution alcoolique de trinitrine au centième.	LX gouttes.

(Trois à six cuillerées à soupe ou à dessert, ou même cuillerées à café, suivant la susceptibilité individuelle.)

Lorsque l'on veut obtenir une action plus rapide avec la trinitrine, on peut l'employer en injections sous-cutanées d'après cette formule :

Eau distillée.	10 grammes.
Solution de trinitrine au centième. .	XL gouttes.

(H. HUCHARD.)

Injecter sous la peau la moitié ou la totalité de la seringue de Pravaz. Cette injection n'est pas douloureuse.

Tétranitrol (tétranitrate d'érythrol), 0,005 milligr. à 0,01 centigr. toutes les 3 ou 4 heures, 5 ou 6 fois par jour, jusqu'à légère céphalalgie.

En comprimés de 0,001 à 0,005 milligr., ou de 0,01 centigr.

Nitrite de sodium :

N° 1.		
Nitrite de soude.	20	centigr.
Nitrate de potasse	1	gramme.
Bicarbonate de soude	2	—
Eau.	60	—

Cette solution est prise en une fois, une ou deux fois, et même trois fois par jour. Le nitrite de soude, très déliquescent, ne doit pas être employé en cachet, et l'addition du bicarbonate a pour but d'éviter la décomposition du nitrite, très favorisée dans un milieu acide.

N° 2.		
Eau distillée bouillie.	300	grammes.
Nitrite de soude.	2	—
Nitrate de potasse.	10	—
Bicarbonate de soude	20	—

Une cuillerée à soupe, une, deux ou trois fois par jour dans un demi-verre d'eau.

Nitrite d'éthyle ou éther nitreux :

Éther nitreux. . . . . }
Alcool. . . . . } aa XX à XL gouttes et plus.

Lacto-sérum de Blondel.

En plus : Opothérapie : extrait de foie, de thymus, de testicule, d'ovaire, de corps thyroïde ; comme moyen physique, l'électricité sous forme de courants interrompus à hautes fréquences ou d'*Arsonvalisation* (Moutier).

INDICATIONS : *Artériosclérose à la période préscléreuse, hypertensions diverses, ménopause, arthritisme.*

HYRGOL ou MERCURE COLLOÏDAL.

On n'obtient le mercure colloïdal que contenant des traces d'oxydule d'étain.

En pilules :

Mercure colloïdal. . . . . 0.30 à 1 gramme.
Kaolin. . . . . }
Glycérine . . . . } aa 9 grammes.
(SCHOLEN.)

pour 30 pilules ; 1 à 2 pilules, 3 fois par jour après le repas.

En onguent colloïdal :

Mercure colloïdal . . . . 10 grammes.
Eau distillée. . . . . 10 —
Axonge . . . . 80 —
Craie blanche . . . . 20 —
Éther sulfurique. 1.5
Éther benzoïque. 3.5
(SCHOLEN.)

Usage externe. Tenir à l'abri de la chaleur et de la lumière.

En frictions ou en pilules :

Onguent colloïdal . . . . 3 à 6 grammes.
Kaolin. . . . . 9 grammes.
(SCHOLEN.)

pour 30 pilules ; 1 à 2 pilules, 3 fois par jour.

En injections sous-cutanées; voir : *Injections sous-cutanées antimercurielles* (p. 141).

INDICATIONS. — *Syphilis :* adulte, enfant.

HYSTÉRIE. — Glycérophosphates (p. 105); ovairine (p. 185); séquardine (p. 205); spermine (p. 231); strep-tocoxine (p. 231); suggestion (p. 243); transfert (p. 245); transfusion nerveuse (p. 246).

ICHTYOSE. — Suc thyroïdien (p. 237).

ICTÈRE CATARRHAL. — Antisepsie intestinale (p. 38); simple (p. 40); évacuante (p. 42); lavage de l'intestin (p. 160); lavements froids (p. 172).

IMPALUDISME. — Injections sous-cutanées de quinine (p. 144); séquardine (p. 205); suc splénique (p. 235).

IMPUISSANCE. — Injections épidurales (p. 113).

INCONTINENCE NOCTURNE D'URINE (enurésis). — Injections épidurales (p. 113); séquardine (p. 205); suggestion (p. 243).

INDIGESTION. — Antisepsie stomacale (p. 34); antisepsie intestinale (p. 38); simple (p. 40); éva-cuante (p. 42); lavage de l'estomac (p. 163).

INFECTIONS. — Abcès de fixation (p. 9); air froid (p. 11); antisepsie générale (p. 13); antisepsie des voies digestives et respiratoires supérieures (p. 16); antisepsie intestinale (p. 38); antisepsie de la peau (p. 49); collargol (p. 83).

Infection gastro-intestinale (nourrissons). — Antisepsie stomacale (p. 34); antisepsie intestinale (p. 38); simple (p. 40); évacuante (p. 42); astringente (p. 44); diète hydrique (p. 89); entérokinase (p. 97);

lait acidifié à l'acide lactique (p. 42); lait stérilisé (p. 158); lait pasteurisé (p. 156); lait filtré (p. 156); lait centrifugé (p. 154); lavage de l'estomac (p. 163); lavage de l'intestin (entéroclyse) (p. 160); sérum artificiel (p. 205).

Infection puerpérale. — Abcès de fixation (p. 9); bains froids (p. 68); collargol (p. 83); sérum antistreptococcique (p. 217); sérum artificiel (p. 205); injections sous-cutanée (p. 226); injections intraveineuses (p. 228).

INFLUENZA. — Antisepsie des voies respiratoires (p. 25); inhalations (p. 25); vaporisations (p. 27).

INHALATIONS ANTISEPTIQUES. — Antisepsie des voies respiratoires inférieures (p. 25).

INJECTIONS ÉPIDURALES (Méthode de Cathelin). — Principe de la méthode. — Au lieu de pénétrer dans le canal rachidien, on a pensé obtenir des résultats analogues en déposant le médicament seulement au-dessus de la dure-mère, en dehors.

Technique *de la ponction du canal sacré.*

Instrumentation. — 1° *Aiguille.* — L'*aiguille* à employer doit avoir les dimensions suivantes :

Longueur, 0^m,06 ;

Largeur, 7/10e de millimètre de diamètre ;

Biseau, 3 millimètres (biseau long pour piquer mieux).

2° *Seringue.* — D'un modèle quelconque, sous condition d'être parfaitement stérilisable.

Contenance : 5 à 30 ou 40 cc., selon les cas, ou bien seringue à double effet (Strauss, de Bremen), qui permet d'injecter sans retirer l'aiguille.

Manuel opératoire. — 1° *Position du malade.* — La position doit être choisie de sorte que la *membrane obturatrice sacrée postéro-inférieure* soit *tendue.*

La position génu-pectorale, ou position inclinée à 45°, répond bien aux conditions; mais on peut se contenter du *decubitus latéral*, en inclinaison abdominale sur le plan du lit (en chien de fusil) (fig. 4) et du côté douloureux.

2° *Points de repère.* — Au nombre de 3, dont 2 constants : les 2 constants sont représentés par les

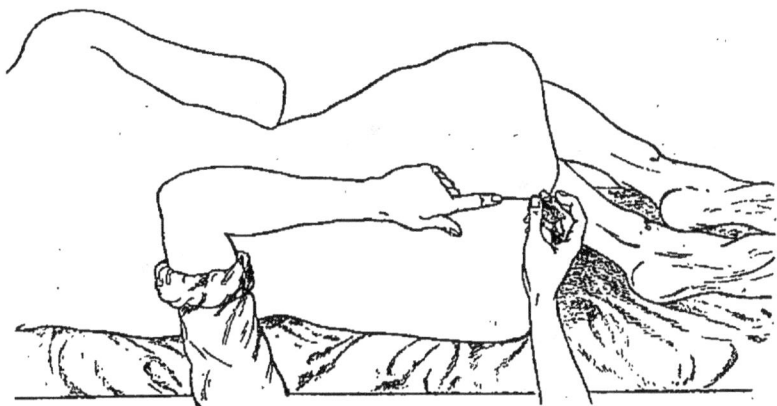

Fig. 4. — Position pour injection épidurale (Cathelin).

cinquièmes tubercules sacrés postéro-internes (et non les cornes du sacrum), l'inconstant par le *sommet de la dernière apophyse épineuse sacrée*, située entre les deux premiers et au-dessus.

L'ensemble de ces 3 points dessine une ligne brisée ouverte en bas, en forme de ∩ ou de Λ, triangle qui mesure environ 1 centimètre de largeur sur 2 de hauteur, et qui représente l'*ouverture postéro-inférieure* du canal sacré.

3° *Lieu d'élection de la ponction.* — Ni trop haut, ni trop bas ; mais vers *le sommet du V ou de l'U sacré, à peu près au milieu et un peu au-dessus de la ligne qui réunit ce sommet à la ligne transversale bi-tuberculeuse, reliant les 4 tubercules sacrés postéro-inférieurs* (fig. 5).

On conduira donc l'aiguille *sous la pulpe de l'index gauche placé au sommet du triangle.*

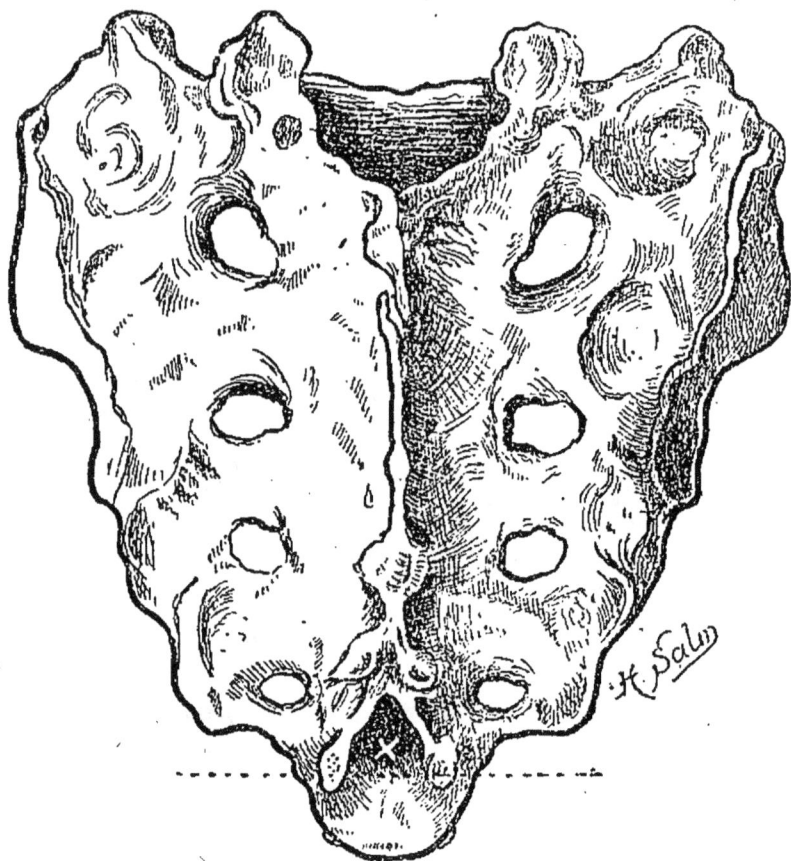

Fig. 5. — Points de repère pour les injections épidurales
(Cathelin).

PONCTION (fig. 6 et 7). — 3 temps :

1er *temps : Tenir l'aiguille légèrement oblique* à 20° ; perforation du ligament (sensation de membrane tendue perforée comme une peau de tambour).

2e *temps : Relever l'aiguille,* en abaissant le pavillon dans la direction du canal sacré.

3e *temps : Pousser droit* dans le plan médian, dans

la direction du canal sacré, *sans jamais forcer*, toute
la longueur de l'aiguille.

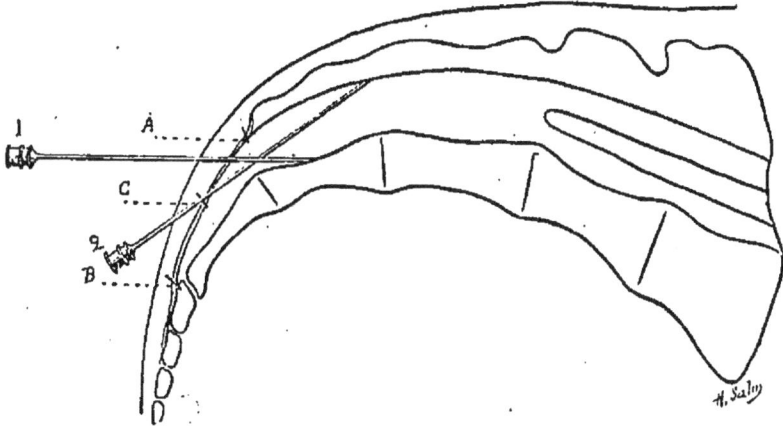

Fig. 6. — Mauvaise direction de l'aiguille (Cathelin).

Parfois l'aiguille bute à 2 ou 3 centimètres, sur une
saillie osseuse de la 3e vertèbre sacrée (fig. 6); dans
ce cas : retirer l'aiguille de quelques millimètres,

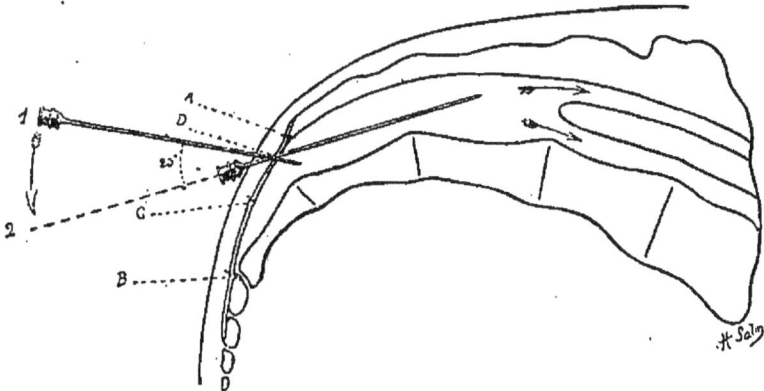

Fig. 7. — Bonne direction de l'aiguille (Cathelin).

appuyer fortement sur elle avec la pulpe de l'index
gauche au niveau du ligament et pousser doucement
le pavillon de l'index droit.

Chez l'enfant, même facilité; le triangle osseux est plus haut. Ne pénétrer qu'à 4 centimètres de profondeur seulement; au besoin, insensibilisation locale par une injection de 1 centigramme de cocaïne (Marquès, de Rennes).

INJECTION. — L'injection doit se faire lentement.

SOLUTION INJECTÉE. — *Anesthésiques :*

N° 1. Chlorhydrate de cocaïne . . . . . . 1 gramme.
       Eau distillée stérilisée 100   —

Solution à employer toujours bien stérile, dans un flacon non en vidange.

DOSE. — 1 à 4 centimètres cubes, selon les cas.

Huile cocaïnée (Brissaud) ou :

N° 2. Gaïacol cristallisé . . . . 6 grammes.
       Orthoforme 0.50
       Acide benzoïque. 8.365
       Huile d'amandes douces stérilisée à 120°, Q. S. pour 60 cc.
                              (COLLEVILLE, de Reims.)

Au besoin :

Chloral . . . . »   »
Bromure. . . . . »   »
Eucaïne (Legueu) . . . . »   »
Antipyrine (Albarran) . . . . . . »   »
Alcool camphré . . . . »   »
Aconitine . . . . »   »
Sulfate d'atropine . . . . »   »
Acoïne. . . . . »   »
Dionine . . . . »   »

AUTRES MÉDICAMENTS. — Sels de mercure, cyanure, benzoate.

SOLUTION SALINE. — Sérum artificiel ou solution de chlorure de sodium à 7 gr. 50 pour 1 000.

DOSE. — De 5 à 30 cc., selon les cas.

MODE D'ACTION. — Avec le sérum, il y a surtout *action mécanique,* par le choc produit sur les dernières racines médullaires, avec répercussion sur les centres médullaires correspondants : ano-spinal, vésico-spinal, génito-spinal, d'où *inhibition.*

Avec les substances médicamenteuses, s'ajoute l'*action propre au médicament*, dont l'injection dans l'espace épidural favorise l'absorption.

INDICATION. — 1º Dans les *crises douloureuses*, avec emploi d'analgésique, cocaïne ou autres : *sciatique, névralgies lombaires, lumbago, arthralgies inflammatoires* ou *tabétiques, névralgie intercostale, zona, viscéralgies abdominales simples* ou *tabétiques, colique saturnine, céphalée syphilitique.*

Dans les affections douloureuses des organes génito-urinaires : *cystites blennorrhagiques, tuberculeuses, urétrites, carcinomes prostatiques* et *pelviens.*

2º Dans les *parésies génito-urinaires*, avec emploi de solution saline seule; dans l'*incontinence d'urine,* incontinence nocturne infantile (énuresis), incontinence nocturne et diurne infantile, incontinence des adultes, incontinence par obstacle mécanique ; dans les fausses incontinences d'urine : *pollakiurie* psychopathique et envies impérieuses, *pollutions nocturnes, impuissance,* chez les *faux urinaires.*

3º *Mal de Pott* (Mauclaire), injections d'huile iodoformée.

4º *Myélite syphilitique* (Cathelin, Schachmann (de Bucarest) [1].

INJECTIONS HYPODERMIQUES. — Voyez : *Injections sous-cutanées* (p. 127).

INJECTIONS INTRA-INTESTINALES (Lesage). — PRINCIPE DE LA MÉTHODE. — Injecter la substance active du traitement là où elle doit agir, dans l'intes-

---

[1] Fernand Cathelin, *les Injections épidurales par ponction du canal sacré et leurs applications dans les maladies des voies urinaires. Recherches anatomiques, expérimentales et cliniques.* J.-B. Baillière et Fils, édit., 1903.

tin même. C'est ce qu'on a fait avec l'acide lactique à 2 pour cent, à travers une incision extrapéritonéale.

INJECTIONS INTRAMUSCULAIRES.

Injections de digitaline injectable (Rosenthal). — PRINCIPE DE LA MÉTHODE. — Parer au traitement d'urgence des accidents cardiaques.

NATURE DU MÉDICAMENT :

Digitaline cristallisée Nativelle .	Un quart de milligramme.
Huile d'amandes douces stérilisée.	1 cc.

LIEU DE L'INJECTION. — Muscles de la fesse.

EFFETS. — A. *Local.* — Peu de douleurs en général.

B. *Général.* — Augmentation rapide de la tonicité cardiaque.

INDICATIONS. — Toutes *cardiopathies* primitives ou secondaires à la période asystolique.

Myocardites infectieuses.

Injections iodées. — Voir : *Intensive (médication iodée)* (p. 148).

INJECTIONS INTRAPULMONAIRES. — PRINCIPE DE LA MÉTHODE. — Par les injections de substances médicamenteuses faites directement au sein du tissu pulmonaire malade, on a voulu tuer l'agent pathogène, amener la résolution ou la cicatrisation des lésions : action bactéricide, action sclérogène.

NATURE DES AGENTS MÉDICAMENTEUX. — Iodoforme dissous dans l'éther, naphtol camphré, ou préférablement naphtol seul, à cause de l'irritation vive donnée par le camphre, qui provoquait des hémoptysies (Fernet).

N° 1. Naphtol β.	0.40	
Gomme adragante.	0.20	
Eau distillée.	20 grammes.	

(FERNET.)

N° 2.	Créosote du hêtre ou aristol	.1 gramme.
	Huile stérilisée.	15 —
N° 3.	Chlorure de zinc.	1 gramme.
	Eau distillée stérilisée.	10 —

(COMBY.)

Encore : injections avec le sublimé au 40/1 000ᵉ (Lépine), même plus concentré, ainsi qu'avec l'iodure de potassium.

MODE D'ADMINISTRATION TECHNIQUE. — Technique sans indication absolument spéciale.

INDICATIONS. — *Tuberculose.*

Aussi : *gangrène pulmonaire, dilatation bronchique, abcès du poumon, pneumonie, bronchopneumonie* (?).

INJECTIONS INTRATRACHÉALES (Pignol). —

PRINCIPE DE LA MÉTHODE. — On met directement le médicament en contact avec la trachée et les bronches.

On a ainsi une voie d'absorption rapide.

NATURE DU MÉDICAMENT. — On utilise des solutions à l'iodoforme, à la créosote et à l'eucalyptus.

Dans le *paludisme,* on a injecté les sels de quinine directement dans la trachée, et dans la *syphilis,* des solutions mercurielles.

ADMINISTRATION DU MÉDICAMENT. — A l'aide d'une seringue de Pravaz, on pénètre entre deux anneaux de la trachée et on injecte le liquide. L'aiguille doit être un peu longue.

Éviter la piqûre du corps thyroïde, crainte d'hémorragie.

EFFETS. — A. *Locaux.* — Sensation de chaleur dans la trachée, dyspnée et toux.

B. *Généraux.* — Ceux du médicament employé.

ACCIDENTS. — Sans piquer le corps thyroïde, on observe souvent des ecchymoses.

INDICATIONS. — On a surtout appliqué la méthode à la *pneumonie,* aux *affections pulmonaires* ou *paludéennes* avec urgence.

INJECTIONS INTRAVEINEUSES. — Adrénaline
(p. 122); antisyphilitiques ou de solutions mercurielles
(p. 125); bicarbonate de soude (p. 122); collargol
(p. 83); de formol (p. 124); hyrgol (p. 111); d'oxygène (p. 123); de quinine (p. 144); sérum artificiel
(p. 228); sérum antidiphtérique (p. 210).

TECHNIQUE. — On met sur le bras au-dessus du
coude une ligature comme pour la saignée, pour faire
saillir les veines superficielles de la région. On choisit une veine bien visible.

On fait la désinfection du lieu d'élection de l'injection, soit, après savonnage, par un lavage à la
solution de sublimé à 1 pour 1000, soit à l'acide phénique à 5 pour 100.

D'un autre côté, on a stérilisé par l'ébullition dans
l'eau l'aiguille qu'on doit faire pénétrer dans la veine.

On la plonge directement dans le vaisseau gonflé.
Il doit sortir, par l'orifice resté au dehors, quelques
gouttelettes de sang, qui donnent l'assurance que
l'aiguille a pénétré dans la veine.

On adapte exactement le corps de la seringue rempli de la solution sur l'aiguille. On veille à ne pas faire
entrer d'air. Du reste, on n'a pas eu d'accidents dans
ce sens.

On retire le lien constricteur, puis l'on pousse l'injection, très lentement, goutte à goutte.

On retire aiguille et seringue d'un seul coup.

Un petit pansement antiseptique est placé au niveau de la piqûre. Il peut consister en un tampon
d'ouate antiseptique. Le collodion ne présente aucun
avantage.

Parfois on observe une légère extravasation sanguine autour de la veine; mais la résorption s'en fait
en quelque temps sans incident notable. La même
veine peut servir plusieurs fois de suite à l'injection,
dans un cas 76 fois (Jemma).

Les mesures d'antisepsie doivent mettre à l'abri de toute complication, abcès, lymphangite ou autre.

On doit n'employer que des solutions fraîchement préparées et pas trop concentrées à 1 pour 1000 et au maximum à 1/500, dans les cas où l'on est forcé d'injecter des doses copieuses.

ACCIDENTS. — On peut manquer la veine. Cette erreur est indiquée par l'absence d'écoulement de sang par l'aiguille. On en est quitte pour faire une seconde ponction.

L'ecchymose qui peut succéder à la piqûre de la veine ne peut guère compter comme un accident bien redoutable.

Injections intraveineuses d'adrénaline. — Associée au massage du cœur et à la respiration artificielle, cette méthode a été appliquée comme moyen de traitement de la mort apparente par le Dr George W. Crile, professeur de clinique chirurgicale à la *Western Reserve University* (État d'Ohio).

DOSE. — 1 cc. d'une solution d'adrénaline à 1/50000. De temps en temps, nouvelle injection destinée à remplacer l'adrénaline au fur et à mesure qu'elle s'éliminait.

EFFET. — On put ainsi ranimer le blessé et le soutenir pendant dix heures, mais le malade succomba à son état général.

INDICATIONS. — *Syncope,* avec arrêt du cœur consécutif à un traumatisme, à un empoisonnement, à une asphyxie (gaz toxique, immersion dans l'eau) ou une action analogue (noyés et électrocutés).

Méthode appliquée une fois chez l'homme après un grand traumatisme.

Injections intraveineuses de bicarbonate de soude. — PRINCIPE DE LA MÉTHODE. — L'importance accordée à l'acide oxybutyrique dans la produc-

tion du coma diabétique a fait naître l'idée de neutraliser le sang acidifié.

NATURE DU MÉDICAMENT. — On peut injecter la solution suivante :

N° 1.   Bicarbonate de soude purifié. . . .   5 grammes.
        Eau. . . . .   1 litre.

ou encore la solution de M. Galvagni :

N° 2.   Chlorure de sodium . . . .   1^{gr},5
        Bicarbonate de soude . . . .   5 à 50 gr. et plus.
        Eau bouillie. . . . .   Q. S. pour 1 litre.

MODE D'ADMINISTRATION. — Elles se font comme
celles de solutions salées (voir p. 225).

DOSE. — Par 300 à 500 grammes, lentement. On
pourrait même augmenter et injecter jusqu'à 50
grammes de bicarbonate de soude (Lépine).

MODE D'ACTION. — Le bicarbonate neutraliserait
l'acyde oxybutyrique.

EFFETS. — Le malade sort du coma, mais parfois le
mieux n'est que momentané.

INDICATIONS. — En dehors du *coma diabétique,* on
peut faire les mêmes injections dans l'*urémie.*

Injections intraveineuses d'oxygène[1]. —

PRINCIPE DE LA MÉTHODE. — Mettre l'oxygène directement dans le sang et, partant, en contact immédiat
avec les tissus.

NATURE DU MÉDICAMENT. — Oxygène absolument
chimiquement pur et purifié, obtenu par l'électrolyse,
lavé à la potasse.

ADMINISTRATION ET TECHNIQUE. — Même méthode
que pour les autres injections intraveineuses, mais
avec un débit très lent. A cet effet, on commande la
sortie du gaz par un robinet d'eau qui marche goutte

---

[1] G. Gœrtner, *Ueber intravenöse Sauerstoffinfusionen* (*Wiener
kl. Wochenschrift,* n° 27-28, 1902).

à goutte pour déplacer l'oxygène, donc *lenteur extrême.*

Lieu d'élection. — Veines éloignées du cœur : dorsale du pied.

Dose. — 120 cc. environ en quarante-cinq minutes.

Effets locaux et généraux. — D'après les notions physiologiques.

Indications. — On peut tenter les transfusions d'oxygène dans *l'obstruction du larynx, de la trachée, de l'appareil broncho-pulmonaire* (corps étrangers, croup, pneumonies étendues), dans l'*intoxication oxycarbonée*, dans l'*asphyxie des nouveau-nés* (l'oxygène serait introduit dans la veine ombilicale), dans la *tuberculose pulmonaire* (F. Mariani [1]).

Injections intraveineuses de quinine. —
Voir : *Injections sous-cutanées, etc.* (p. 144).

Injections intraveineuses de sérum artificiel. — Voir : *Sérum artificiel* (p. 210).

Injections intraveineuses de solutions de formol [2]. — Principe de la méthode. — Les injections de formol auraient une action bactéricide, en particulier contre le streptocoque.

Nature du médicament. — Solution de formol à 1/5000.

Dose. — Dans un cas de septicémie puerpérale, on injecta :

Le premier jour, 500 cc. sous la peau ;

Le deuxième jour, 750 cc. dans une veine du pli du coude.

---

1 **F. Mariani**, *Injections endoveineuses chez l'homme* (*Riforma medica* n° 17, 19 juillet 1902, p. 294).

2 Waitzfeller, Société de médecine de New-York (*Medical Record*, 24 janvier 1903).

Avec une solution injectée dans une veine du pli du coude, à concentration double, il est vrai, M. Waitz-feller eut chez sa malade des accidents de *collapsus avec cyanose*.

Du reste, l'injection n'aurait peut-être pas d'action bactéricide, elle n'agirait que comme solution saline, à l'instar du sérum artificiel.

INDICATION. — *Infections*.

Injections intraveineuses de solutions mercurielles (Bacelli, Chantemesse, Netter). —

PRINCIPE DE LA MÉTHODE. — Par l'injection directe de l'agent antisyphilitique, on a l'intention d'agir d'une façon plus immédiate.

Les injections doivent se faire très lentement et avec toutes les précautions possibles.

AVANTAGES. — 1° Certitude de l'absorption, bien plus qu'avec les autres méthodes.

2° Douleur minime et en tous cas toute passagère, pendant la piqûre de la veine. On peut d'ailleurs faire de l'anesthésie locale.

3° Respect absolu du tube digestif.

NATURE DES MÉDICAMENTS. — Voici les différentes solutions injectées dans les veines :

N° 1. Sublimé. . . . .   0.30 centigr.
      Chlorure de sodium . . . .   0.60 —
      Eau distillée. . . . .   100 grammes.

(A. BLASCHKO.)

DOSES. — Chaque jour une ou deux fois, injection sous-cutanée de 1 *demi-centimètre cube* la première fois, de un centimètre cube la seconde, puis de deux centimètres cubes les fois suivantes. En général, 30 à 36 injections suffisent pour amener la disparition des accidents.

Une autre solution ne diffère de celle-ci que par les

proportions respectives du sublimé et du chlorure de sodium :

N° 2.   Sublimé . . . .   0.50 à 2 gr. (en moyenne 1 gr.).
         Chlorure de sodium . .   3 à 5 grammes.
         Eau distillée. . . . . .   100 grammes.
                                        (G. Bacelli.)

Doses. — Progressivement de 1 milligramme de sublimé à 0,005. On doit toujours tâter au début la susceptibilité de chaque sujet.

Tommasoli (de Palerme) obtiendrait l'*avortement de la syphilis* par un traitement interne et précoce, avec des doses journalières qu'il pousse de 0,014 à 0,018 milligrammes jusqu'à 0,02 centigrammes de sublimé.

Voir : *Hyrgol* ou *mercure colloïdal* (p. 111).

Inconvénients. — La stomatite pourrait s'observer, ou bien la salivation (Jemma); on a de même rapporté des cas d'albuminurie.

Ce qu'on note plus spécialement, c'est de la polyurie avec augmentation de l'urée, comme dans les injections sous-cutanées en général.

Indications spéciales. — Les injections intraveineuses sont indiquées dans la *syphilis* rebelle au traitement habituel, dans la *syphilis grave* à lésions avancées, et dans la *syphilis phagédénique*, et en général lorsqu'on a besoin de frapper vite et fort.

On peut, lorsque le branle a été donné par les injections intraveineuses, continuer le traitement par les méthodes ordinaires.

En dehors de la syphilis, on a tenté d'étendre l'emploi des injections mercurielles intraveineuses dans la *fièvre typhoïde*, le *rhumatisme*, l'*érysipèle*, la *tuberculose* (Jemma), sans qu'il en soit résulté un grand bénéfice pour les malades ainsi traités.

Contre-indications. — Dans la syphilis d'apparence

bénigne, il y a tout au moins inutilité. L'albuminurie commande de s'abstenir d'un traitement aussi rapide.

INJECTIONS PARANERVEUSES (Dupaigne). — Se font le long des troncs nerveux, avec l'antitoxine tétanique.

INJECTIONS SOUS-CUTANÉES ou **HYPODER- MIQUES.** — Antibacillaires (p. 127); aristol (p. 116); benzoate de mercure (p. 138); biiodure de mercure (p. 139); calomel (p. 130); chlorure de calcium (p. 142); collargol (p. 83); créosote (p. 128, 142); massives ou méthode de Burlureaux (p. 142); euca- lyptus (p. 128); fluoborate de quinine, etc. (p. 145); gaïacol (p. 128); glycérophosphates (p. 105); hyrgol (p. 111); iodure de sodium (p. 141); iodure de potas- sium (p. 141); iodoforme (p. 128); iodol (p. 153); mercure (p. 134); néphrine (p. 181); nitrate d'argent (abcès de fixation) (p. 9); ovairine (p. 185); oxyde jaune de mercure (p. 133); phénate de mercure (p. 137); salicylate de mercure (p. 136); spermine (p. 231); sozoïdolate de mercure (p. 138); téré- benthine (abcès de fixation) (p. 9); thymolate de mercure (p. 137); de sang, hémothérapie (p. 146); ferrugineux (p. 101); antisyphilitiques (p. 129); sels de quinine (p. 144); sels mercuriels insolubles (p. 129); sels mercuriels solubles (p. 138); séquardine (p. 205); sérum antidiphtérique (p. 209); sérum anticholérique (p. 208); sérum antipesteux (p. 215); sérum antipneu- monique (p. 215); sérum antistreptococcique (p. 217); sérums antituberculeux (p. 220); animal (p. 221); humain (p. 221); tuberculine (p. 251); sérum antity- phique (p. 221); sérum antivariolique (p. 222); sérum artificiel (p. 205); suc médullaire (p. 233); suc thy- roïdien (p. 237); transfusion nerveuse (p. 246).

Injections sous-cutanées antibacillaires. — Principe de la méthode. — Pour ménager les voies digestives, dont le bon fonctionnement a tant d'importance, dans les affections thoraciques en particulier, on a pensé à faire pénétrer les médicaments par la voie sous-cutanée.

NATURE DES MÉDICAMENTS, DOSAGE. — Un des premiers antiseptiques mis en usage a été l'acide phénique (Filleau) à 2 pour 100 dans la glycérine, dont on injecte 5 centimètres cubes; la créosote à 2 pour 100.

On a surtout eu recours au gaïacol, à l'iodoforme et à l'essence d'eucalyptus, le plus souvent associés :

N° 1.   Eucalyptol. . . . .   1 gramme.
         Vaseline liquide stérilisée   4   —
                                          (ALB. MEUNIER.)

pour une injection; deux par jour.

N° 2.   Iodoforme. . . . .   2 grammes.
         Eucalyptol   20   —
         Vaseline liquide stérilisée ou huile
         d'amandes douces stérilisée. . . .   100   —

5 centimètres cubes par injection quotidienne.

N° 3.   Aristol. . . . .   1 à 15 grammes.
         Huile d'amandes douces stérilisée
         q. s. pour faire . . . .   100 grammes.

Chaque jour une injection de 1 centimètre cube (Huchard, Grandzewa).

Ces injections provoquent de la douleur.

N° 4.   Gaïacol . . . .   0.25 centigr.
         Iodoforme. . . . .   0.05   —
         Huile d'amandes douces stérilisée q. s. pour 5 centimètres
         cubes (dans un flacon noir).
                                          (CH. LEROUX.)

Cette dose journalière de 5 centimètres cubes convient pour les enfants.

LIEU D'ÉLECTION. — L'injection se fait dans les muscles, profondément. La région fessière remplit les conditions nécessaires.

On masse après l'injection.

Effets. — A. *Locaux*. — L'injection s'accompagne d'une certaine réaction, d'autant moindre qu'on a pénétré plus profondément. On peut, pour prévenir la douleur, faire une injection de morphine.

B. *Généraux*. — Amoindrissement de l'expectoration, de la fièvre, amélioration de l'état général, augmentation du poids. Présence des substances médicamenteuses dans les crachats, dans l'air expiré, dans les urines, dans les sueurs.

Avec certaines substances, avec l'acide phénique, même pur, il faut surveiller l'intoxication.

Indications. — Ces injections s'adressent surtout à la *tuberculose;* elles peuvent s'appliquer dans tous les états infectieux du poumon : *gangrène pulmonaire, dilatation bronchique, pleurésie purulente, abcès du poumon, bronchite fétide, gangrène des extrémités bronchiques.*

Injections sous-cutanées antisyphilitiques.

— Principe de la méthode. — Il ne s'agit pas d'une méthode nouvelle, mais de l'administration de préparations antisyphilitiques et en particulier des préparations mercurielles par une voie autre que la voie buccale. D'où rapidité d'action.

Nature des agents médicamenteux. — On a recours soit à des préparations mercurielles insolubles, soit à des préparations solubles.

On a aussi fait quelques essais d'injections hypodermiques d'autres substances, comme l'iodure de potassium (p. 141) ou l'iodol (p. 153).

A. **Sels mercuriels insolubles.** — Avec ces préparations, on introduit sous la peau ou mieux dans les muscles une provision de substance active destinée à l'absorption lente et continue. C'est le traitement permanent.

a. **Calomel.** — Voici les formules employées par les différents auteurs :

N° 1.   Calomel à la vapeur . . . .   0.50 à 1 gramme.
        Huile d'olive pure stérilisée . . . .   10 grammes.
                                      (NEISSER, BALZER.)

N° 2.   Calomel à la vapeur. 1.50
        Huile de vaseline stérilisée . . . . .   15 grammes.
                                      (BALZER et CORRE.)

N° 3.   Calomel à la vapeur. . . . .   0.50 à 1 gramme.
        Orthoforme . . . .   0.80 centigr.
        Camphre . . . .   1 gramme.
        Chlorhydrate de cocaïne. . . . . .   0.30 à 0.50 centigr.
                                      (DANLOS.)

N° 4.   Calomel à la vapeur. . . . .   1 gramme.
        Glycérine neutre   10   —
                                      (KALT.)

Moins douloureuse.

MODE D'ADMINISTRATION, TECHNIQUE. — La technique est celle de toutes les injections hypodermiques : antisepsie de la région choisie pour l'injection (savonnage de la peau, lavage à l'alcool, au sublimé à 1 pour 1000), stérilisation de la seringue et de l'aiguille par l'ébullition dans l'eau pure ou chargée de soude. Pour l'emploi, les solutions seront maintenues dans un état parfait d'asepsie (petites provisions, prélèvement de la quantité nécessaire à l'injection sans puiser directement dans le flacon, ne jamais y reverser un reste). Avec les aiguilles en platine iridié, on peut stériliser par le passage dans une flamme.

Pour s'assurer, précaution indispensable, qu'on ne fera pas pénétrer la solution dans une veine, on enfoncera d'abord l'aiguille. S'il ne sort pas de sang, on peut avoir la certitude qu'on ne l'a pas introduite dans un vaisseau.

Pour les injections de sels insolubles, il est préférable de faire des injections intramusculaires. A cet

effet, sans faire de plis à la peau, on plante directement la fine aiguille, présentée perpendiculairement
à la peau, jusqu'à sa monture. On y adapte ensuite
le corps de la seringue rempli du mélange à injecter,
on pousse lentement le piston et, lorsqu'on a fait pénétrer la quantité voulue, on retire d'un seul coup et
rapidement la seringue et l'aiguille en même temps.

On n'a besoin de faire aucun pansement; si l'on
veut, on protège la piqûre avec un peu d'ouate.

Lieux d'injection. — On choisit de préférence les
régions à muscles abondants, région fessière, région
lombaire.

Dosage. — En général on se contente d'injecter une
dose de calomel égale à 10 centigrammes, ou même
seulement à 5 centigrammes. On renouvelle l'injection tous les quinze à vingt jours ou tous les huit
jours.

Mode d'action. — On n'obtient pas par cette méthode
d'action spéciale différente de celle des préparations
mercurielles prises par tout autre moyen. On obtient
seulement une action permanente, on crée pour ainsi
dire une source mercurielle à demeure.

Effets thérapeutiques. — On remarque souvent
par les injections des effets plus rapides que par toute
autre méthode.

Inconvénients, accidents. — L'introduction des sels
insolubles dans l'organisme par la voie sous-cutanée
ou intramusculaire demande une certaine surveillance,
pour n'avoir pas d'accidents à redouter.

Les malades accusent un peu de douleur, mais de
durée *en général assez courte* ; exceptionnellement
très longue, deux mois dans un cas de Leloir et Tavernier. L'adjonction de cocaïne ou de morphine dans la
formule n'a pas semblé prévaloir, par suite de son
inefficacité ou de ses inconvénients.

Quelquefois on note de l'empâtement.

La douleur, tolérable en somme, ne constitue qu'un inconvénient; de même la formation de nodus ou d'infiltration.

Lorsqu'on voit survenir des abcès, on peut affirmer l'existence d'une négligence dans les précautions d'antisepsie. On doit donc pouvoir éviter cette complication.

Malgré tout, le calomel donne des réactions locales assez accusées.

L'introduction d'air, celle d'huile dans les veines, et l'embolie pulmonaire qui en serait la conséquence, peuvent s'éviter par la petite manœuvre qui consiste à mettre d'avance l'aiguille seule en place, et de n'ajuster la seringue qu'après.

On a noté la néphrite consécutivement à l'emploi des sels insolubles. Il est vrai que cette complication n'est pas le propre du mode d'administration, mais de la nature de l'agent médicamenteux, du mercure et de ses diverses préparations. On a vu des stomatites brusques.

On a eu à enregistrer des cas de mort (Kaposi), par suite d'accumulation de doses, tout à coup remises en circulation.

APPLICATIONS THÉRAPEUTIQUES. — C'est exclusivement dans la syphilis que l'on a employé les sels insolubles de mercure par injections intramusculaires et le calomel en particulier; mais spécialement dans les cas suivants :

Chancre avec induration volumineuse (Cheminade);

Accidents secondaires rebelles (Cheminade);

Syphilis tardive (Smirnoff);

Mauvais état des voies digestives;

Maladie intercurrente exigeant déjà une autre médication interne.

RÉSULTATS. — A. *Locaux.* — A la suite du traitement intensif, qu'est la méthode d'injections sous-

---

---

cutanées, on constate au bout d'un certain temps l'effacement et la disparition des manifestations locales de la syphilis sur la peau et les muqueuses, papules, éruptions diverses de syphilides, l'arrêt des phénomènes d'ulcération, la réparation lente, mais progressive, des nécroses et des lésions ostéo-articulaires, la régression des gommes viscérales, foie, cerveau.

Les injections sous-cutanées de préparations mercurielles agissent donc puissamment sur toutes les lésions.

B. *Généraux.* — La méthode aurait aussi une grande valeur comme moyen curatif de la diathèse. Elle aurait prise sur le virus syphilitique, de telle sorte qu'après ce traitement, prolongé comme il convient, on aurait une assez grande sécurité contre les récidives toujours possibles avec la vérole. L'action générale invisible ne vaudrait pas moins que l'action locale, tangible.

CONTRE-INDICATIONS. — Néphrite existante ; périostites déjà traitées (Smirnoff).

Les détails que nous venons de donner à propos de l'emploi du calomel, comme type des injections de sels insolubles, nous permettent de passer rapidement en revue les autres préparations insolubles mises en usage dans un même but thérapeutique.

b. **Oxyde jaune**. — On a employé les mélanges suivants :

Nº 1. Oxyde jaune . . . . 1 gramme.
Gomme arabique 0.25
Eau distillée stérilisée . . . . 30 grammes.
(DE WATRAZEWSKI.)

Nº 2. Oxyde jaune. . . . . 1 gramme.
Huile de vaseline stérilisée. . . . . 12 —
(LELOIR et TAVERNIER.)
ou 10 (GALLIOT.)

4*

Doses. — 10 centigrammes d'oxyde jaune ou 5 centi-grammes seulement; une injection par semaine le premier mois, une tous les mois pendant deux ans (Galliot).

Effets. — L'oxyde jaune serait moins douloureux, à réaction inflammatoire moins vive que le calomel.

Indications spéciales. — Ces préparations modifie-raient d'une façon spéciale et rapidement :

L'ecthyma rebelle aux autres traitements, les gommes cutanées ou muqueuses, les manifestations cérébrales de la syphilis.

En même temps que ces injections, il faut éviter de donner l'iodure de potassium. La formation de biiodure de mercure qui s'ensuit produit des eschares, des dermatites (Galliot).

c. Mercure métallique, huile grise.

No 1.   Mercure métallique purifié. . . . .)
        Lancline. . . . . } 5 grammes.
        Huile d'olive. 4   —

                            (Lang.)

10 à 15 centigrammes, tous les 5 à 7 jours, en deux endroits.

N° 2.   Mercure purifié 40
        Lanoline anhydre stérilisée. 12
        Vaseline blanche 13
        Huile de vaseline médicinale purifiée. 35

                            (Lafay.)

N° 3.   Mercure purifié . . . . 20 grammes.
        Teinture éthérée de benjoin 5   —
        Vaseline liquide. 40   —

                    (Neisser-Balzer.)

5 à 10 centigrammes tous les 8 jours.

Voulant, comme Neisser, éviter les corps gras, Balzer et Brousse conseillent de procéder de la façon suivante :

« On prend d'abord : éther sulfurique, 40 gr. ; benzine, 2 gr. ; après dissolution et filtration, on ajoute vaseline liquide, 15 gr. Puis on prend 20 gr. de mercure purifié et on y incorpore 5 à 6 gr. de la préparation éthérée. On agite vigoureusement, pour réduire le mercure. Après repos, on décante et on agite de nouveau jusqu'à ce que le mercure soit très divisé. Puis on ajoute 30 à 35 gr. d'huile de vaseline ordinaire. On·triture dans un mortier en ayant soin de laver le flacon avec de l'éther, puis, au bout d'une demi-heure, on laisse reposer. Il se forme deux couches, dont la supérieure contient du mercure très divisé que l'on peut séparer; dans l'autre, le mercure a besoin d'être de nouveau trituré. On agit de même jusqu'à ce que tout le métal soit réduit en parties fines et on obtient un produit demi-fluide, de couleur gris ardoise. On doit agiter la préparation au moment de l'utiliser, et une seringue de Pravaz de 1cc.6 contient 36 centigrammes de Hg. La préparation demande quatre à cinq heures. »

M. Brousse préconise la préparation suivante, facile à faire :

N° 4.　Mercure purifié . . . .　20 grammes.
　　　　Lanoline . . . .　5　—
　　　　Vaseline liquide. . . . .　35　—

Injecter 0cc.10 chaque fois.

N° 5.　Vaseline liquide. . . . .　5 grammes.
　　　　Onguent napolitain. . . . .　2　—
　　　　Mercure. . . . .　39　—

Triturer un quart d'heure, ajouter :

　　　　Vaseline blanche solide. . . . . . .　14 grammes.
　　　　Huile de vaseline. . . . .　40　—
　　　　　　　　　　　　　　　　　　　　　(VIGIER.)

Un peu épaisse.

N° 6.　Mercure purifié . . . .　20 grammes.
　　　　Teinture éthérée de benjoin . . . .　5　—
　　　　Vaseline neige stérilisée. . . . . .　5　—
　　　　Huile de vaseline stérilisée. . . . .　35　—

On s'est adressé aussi à des combinaisons moins courantes : au *salicylate*, au *thymolate*, au *phénate* mercuriels, produits dont le défaut principal consiste à n'être pas absolument définis.

N° 1. Salicylate de mercure 0.20
       Mucilage de gomme arabique. . . . 0.30
       Eau distillée . . . . 60 grammes.

(SZADEK.)

Hahn (de Bonn) conseille une autre préparation :

N° 2. Salicylate d'hydrargyre. . . . . . . 1 gr. 50
       Paraffine liquide. . . . . 15 centigr.

DOSE. — 6 centigrammes de salicylate (un demi-centimètre cube de la solution par séance) ; une injection tous les quatre jours.

N° 3. Salicylate de mercure . . . . 1 gramme.
       Paraffine 10   —

(BLASHKO.)

Cette formule peut donner lieu à des craintes d'embolie pulmonaire.

Plumert a employé la formule suivante :

N° 4. Salicylate d'hydrargyre. . . . . . . } 4 centigr.
       Carbonate de potassium . . . . . . }
       Eau distillée. . . . . 10 grammes.

Et Lezius :

N° 5. Salicylate de mercure . . . . 1 gramme.
       Vaseline liquide stérilisée. 10   —

Injecter toutes les semaines une seringue de Pravaz, c'est-à-dire un centigramme de salicylate ;

Même 5 à 10 centigrammes par semaine, une ou deux fois (Endlitz-Balzer).

Le salicylate de mercure serait peu douloureux.

DOSE. — 1 cc. de cette préparation, soit 10 centigrammes par semaine.

d. Thymolate mercurique.

N° 1. Thymol mercurique . . . . 1 partie.
        Paraffine liquide . . . . 2 parties.
                                              (WELANDER.)

N° 2. Thymol acétate de mercure . . . . . 1 gramme.
        Huile de vaseline . . . . 10 cc.

DOSE. — 5 à 10 grammes, tous les huit jours; par semaine, de 5 à 6 injections.

e. Phénate.

— Ce sel donne de la douleur (Jadassohn et Zeitig). Le phénate employé se prépare ainsi :

On précipite 271 parties de bichlorure de mercure en solution aqueuse par 132 parties de phénate de potasse cristallisé; on lave le précipité rouge orange qui n'a pas d'odeur de phénol (Gamberini). Ce phénate ainsi préparé renferme 50 p. 100 de Hg (Watraszewski).

Phénate de mercure . . . . 2 grammes.
Mucilage de gomme arabique . . . . 4 grammes.
Eau distillée 100   —
                                    (SCHADEK.)

Agiter le liquide avant l'injection.

DOSE. — 2 centigrammes (Hoppel).

REMARQUE. — On a recherché dans ces nouvelles préparations des substances dénuées de quelques-uns des inconvénients des préparations mercurielles, comme la toxicité, l'irritation locale, la stomatite.

Quelques-unes semblent, en effet, être mieux tolérées; toutefois, comme c'est surtout le mercure l'agent à incriminer et qu'on ne change pas de métal malgré les multiples combinaisons expérimentées, on n'obtient que des atténuations dans les inconvénients, mais non leur disparition absolue. Cet avantage compense peu le désavantage de s'adresser à des mélanges peu définis et à des substances qui ne sont pas d'une pratique courante et dont les pharmaciens peuvent ne pas être approvisionnés en dehors des grandes villes.

B. Sels mercuriels solubles. — PRINCIPE DE LA MÉTHODE. — Les préparations insolubles forment, au lieu d'injection, un dépôt de substance toxique parfois dangereuse ; la substitution de sels solubles permet de ne faire entrer que la quantité voulue.

NATURE DU MÉDICAMENT ET DOSAGE. — La liste des mercuriaux capables de s'injecter sous la peau comprend un assez grand nombre de sels.

a. **Sublimé.** — Une des formules courantes est la suivante :

N° 1. Sublimé. . . . . 0.60 centigr.
       Chlorure de sodium . . . . 0.60 —
       Eau distillée stérilisée. . . . . . . 100 grammes.

DOSES. — Injecter d'abord le cinquième ou le quart pour tâter la sensibilité.

Une injection analogue a été pratiquée dans le *choléra,* profondément dans les muscles.

N° 2. Bichlorure de mercure. . . . . . . 0.005 milligr.
       Chlorure de sodium . . . . 0.01 centigr.
       Eau distillée. . . . . 1 cc.

Une ou deux injections par jour (Lewin, Liégeois).

b. **Benzoate, sozoïodolate de mercure.** — Parmi les composés nouveaux du mercure, on ordonne, de préférence, le *benzoate de mercure* et le *sozoïodolate,* ou orthoxylphénylsulfite de mercure.

N° 1. Benzoate de mercure. . . . . 0.25 centigr.
       Chlorure de sodium . . . . 0.06 —
       Eau distillée. . . . . 30 grammes.

Une injection chaque jour d'un centimètre cube.

N° 2.   Benzoate de mercure 0.30
         Benzoate d'ammoniaque 1.50
         Benzoate de cocaïne. 0.06
         Eau distillée stérilisée . . . .   30 cc.
                            (DESESQUELLE et BRETONNEAU.)

N° 3.   Benzoate de mercure. . . . .   0.008 millim.
         Chlorure de sodium . . . . ⎱ ãa
         Chlorhydrate de mercure. . ⎰   0.002 millim.
         Eau distillée. . . . .   1 cc.
                            (COCHERY-GAUCHER.)

Une injection par jour.

         Sozoïodolate de mercure . . . . . .   0.80 centigr.
         Iodure de potassium . . . .   1.60. —
         Eau distillée. . . . .   10 grammes.

Tous les cinq jours, une injection d'un centimètre
cube.

c. **Biiodure de mercure**. — On prescrit aussi
parmi les composés mercuriques le *biiodure de mercure.*

N° 1.   Biiodure de mercure. . . . .   0.04 centigr.
         Huile d'olive purifiée par l'alcool et
         stérilisée . . . .   10 grammes.
                            (PANAS-DIEULAFOY.)

N° 2.   Huile de noix lavée à l'alcool et sté-
         rilisée . . . .   50 cc.
         Huile de ricin stérilisée . . . . . .   50 cc.
         Biiodure de mercure. . . . .   1 gr. à 1 gr. 50.
                            (LAFAY.)

Faire dissoudre à 70°.

DOSE. — Une seringue, c'est-à-dire 4 milligrammes
par jour, représente la quantité qu'on injecte en une
fois.

Cette préparation a surtout été mise en usage par
les ophtalmologistes.

Elle serait peu douloureuse. Des nodules se forment
quelque temps à l'endroit de l'injection.

Il vaut mieux faire les injections tous les jours que
trois fois par semaine et même dans les cas graves

deux seringues par jour ; ne les faire jamais qu'intra-musculaires dans les fesses, et, malgré la guérison de l'affection oculaire et l'usage consécutif de l'iodure de potassium, ne pas hésiter à les faire une autre fois dans l'année, c'est-à-dire deux cures annuelles et 30 injections pour pouvoir se passer d'un autre traitement mercuriel (Gabriclidès).

SOLUTION DE PROKHOROW :

N° 3. Biiodure de mercure. . . . . 0.30 centigr.
       Iodure de potassium. . . . . 0.60 —
       Eau distillée. . . . . 100 grammes.

Chaque centimètre cube contient 3 milligrammes de biiodure et 6 milligrammes d'iodure de potassium.

Injecter *autant de centimètres cubes que de kilogrammes chez l'adulte et moitié chez l'enfant.*

Dans les injections copieuses, préférer :

N° 4. Biiodure de mercure. . . . . 0.30 centigr.
       Iodure de potassium. . . . . 0.60 —
       Eau distillée. . . . . 50 grammes.

Chaque centimètre cube contient 6 milligrammes de biiodure de mercure et 12 d'iodure de potassium.

Ou même :

N° 5. Biiodure de mercure. . . . . 0.30 centigr.
       Iodure de potassium . . . . 0.60 —
       Eau distillée. . . . . 25 grammes.

Avec 12 milligrammes de biiodure de mercure et 24 d'iodure de potassium.

d. Cyanure de mercure.

N° 1. Cyanure de mercure . . . . 0.01 centigr.
       Chlorhydrate de cocaïne . . . . . . 0.02 —
       Eau distillée et stérilisée. . . . . 1 cc.

(CULLINGWORTH, KROWOZYNSKI, GALÉZOWSKI,
ABADIE, CHIBRET.)

Une injection chaque jour.

Ou simplement :

Nº 2. Cyanure de mercure. . . . . 0.01 centigr.
Eau distillée et stérilisée. . . . . . 1 cc.
(ABADIE-JULLIEN.)

Une injection par jour.

e. **Hermophényl** (Lumière) ou mercure-phénol-disulfonate de sodium.

Hermophényl. . . . . 0.05 centigr.
Eau distillée. . . . . 10 grammes.
(REYNÈS.)

DOSE. — 4 cc., soit 2 centigrammes d'hermophényl, soit 8 milligrammes de mercure métallique.

f. **Hyrgol** ou mercure colloïdal (voir p. 111).

Hyrgol chimiquement pur. . . . . . 0.10 centigr.
Eau distillée. . . . . 10 cc.

C. **Iodures** (Arcari). — PRINCIPE DE LA MÉTHODE. — Les iodures administrés à l'intérieur sont irritants pour le tube digestif. La voie sous-cutanée n'a pas ce désavantage.

NATURE DU MÉDICAMENT. — L'iodure de sodium et l'iodure de potassium en solution stérilisée s'emploient ainsi.

MODE D'ADMINISTRATION. — On injecte la préparation soit sous la peau, soit profondément dans les muscles.

LIEUX D'ÉLECTION. — La masse sacro-lombaire, le fessier pour les injections profondes; la cuisse, l'abdomen pour les sous-cutanées, conviennent le mieux. On a injecté aussi en pleine gomme (E. Besnier).

DOSES. — On en prescrit de 30 centigrammes à un gramme par jour, et au besoin de plus fortes doses.

EFFETS. — A. *Locaux.* — Au niveau de la piqûre, il se fait peu de réaction et la douleur reste supportable.

B. *Généraux*. — L'élimination de l'iodure peut servir au pronostic et à la direction du traitement.

Dans les cas graves, il y a élimination rapide par l'urine : dans les syphilis légères, l'iodure apparaît dans l'urine, mais plus lentement et en plus petite quantité.

INDICATIONS. — Lorsqu'à la période tertiaire de la *syphilis* les lésions se présentent avec une *allure grave*, syphilis cérébrale, gommes multiples, lorsqu'il faut *agir très rapidement*, lorsque l'iodure demande à être prescrit à *hautes doses*.

Voir : *Nitrite de sodium* (p. 184).

Injections sous-cutanées de chlorure de calcium (L. Peaudeleu et A. Barraja).

Chlorure de calcium cristallisé. . . . ⎫	
Gomme arabique pulvérisée . . . . ⎬ aa 5 grammes.	
Huile d'amandes stérilisée . . . . . ⎭	
Eau distillée bouillie. · . . . . . . 15 —	

Un centimètre cube renferme environ 0 gr. 25 de chlorure de calcium. Jamais on n'a observé ni abcès ni eschares.

INDICATION. — *Variole hémorragique.*

Injections sous-cutanées massives de créosote (méthode de Burlureaux ou créosotée intensive). — C'est le moyen d'administrer sans inconvénient la créosote à haute dose (Gimbert, Burlureaux).

NATURE DU MÉDICAMENT. — Créosote véhiculée dans l'huile ordinaire ou l'huile de foie de morue.

N° 1.	Créosote du hêtre	10 grammes.
	Huile vierge stérilisée	150 —
N° 2.	Créosote du hêtre	5 grammes.
	Huile de pied de bœuf.	95 cc.

(PERRIN, de Bordeaux.)

L'huile de foie de morue peut servir aussi de véhicule.

MODE D'ADMINISTRATION. APPAREIL. — On se sert
d'un appareil à pression continue (fig. 8), composé

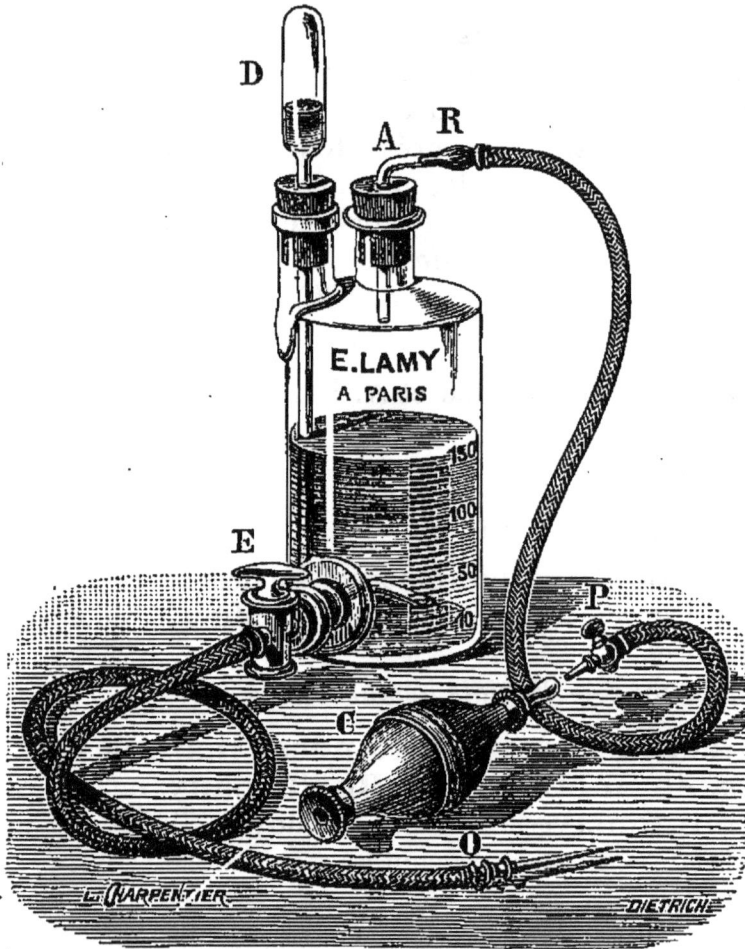

Fig. 8. — Appareil de Burlureaux.

d'un récipient, dans lequel on peut faire augmenter la
pression à l'aide d'un tube en caoutchouc muni d'une
poire foulante. Un tuyau terminé par une aiguille permet l'injection.

TECHNIQUE. — La peau antisepsiée, on introduit l'aiguille.

Lieu d'élection. — On choisit en général la région du dos et les régions à tissu cellulaire lâche.

Dose. — Chaque fois de 60 à 250 centimètres cubes, en une demi-heure à une heure, sans se hâter.

Effets. — A. *Locaux.* — Un peu de douleur, de tension.

B. *Généraux.* — Saturation créosotée. Le médicament s'élimine par la peau, les reins, les poumons.

Accidents. — A. *Locaux.* — Altération de la peau, depuis la plaque d'érythème, la lymphangite réticulaire, l'abcès, la gangrène.

B. *Généraux.* — Tendance à l'intoxication.

Indications. — *Tuberculose pulmonaire*, surtout aussi *lupus, adénites tuberculeuses*, principalement lors d'intolérance gastrique et d'indication de traitement intensif. *Gangrène pulmonaire, bronchite fétide.*

Injections sous-cutanées et intraveineuses de quinine. — Principe de la méthode. — Eviter aux voies digestives l'irritation causée par les sels de quinine et aussi supprimer aux malades la saveur amère du médicament.

Nature des médicaments. — On a employé le sulfate solubilisé par l'eau de Rabel, le lactate, etc., préparations irritantes.

Doses. — On a recours de préférence aux sels solubles.

N° 1.   Chlorhydrate de quinine . . . .   0.40 centigr.
        Glycérine . . . .   0.40   —
        Eau. . . . .   6 grammes.

Solution un peu faible pour la quantité d'eau à injecter.

N° 2.   Chlorhydrate de quinine . . . . . .   1 gramme.
        Chlorure de sodium . . . .   0.75 milligr.
        Eau q. s. pour. . . . .   10 grammes.

Cette solution est même employée en injections intraveineuses (Bacelli) de 0,05, 0,3 à 1 gramme.

N° 3. Chlorhydrate de quinine . . . . 0.5 à 1 gramme.
       Glycérine. . . . . } 2 grammes.
       Eau. . . . . }
                                            (KOBNER.)

pour une injection sous-cutanée, à renouveler plusieurs fois dans la même journée.

Au chlorhydrate, MM. de Beurmann et Villejean ont substitué le bichlorhydrate, beaucoup plus soluble.

N° 4. Bichlorhydrate de quinine . . . . . 5 grammes.
       Eau q. s. pour. . . . . 10 cc.
                    (DE BEURMANN et VILLEJEAN.)

On peut injecter 50 centigrammes en une seule fois.
Laborde recommande le chlorhydrosulfate.

N° 5. Chlorhydrosulfate . . . . 5 grammes.
       Eau q. s. pour. . . . . 10 cent. cubes.

On pourrait avantageusement se servir de solution de fluoborate de quinine (Thompson).

LIEU D'ÉLECTION. — L'espace interscapulaire, les lombes, les flancs.

MODE D'ACTION. — Injectés sous la peau ou introduits directement dans le sang par les veines, les sels de quinine pénètrent ainsi immédiatement dans la circulation et peuvent agir avec grande rapidité.

EFFETS. — Les effets sont ceux des sels de quinine pris par la voie stomacale, mais plus actifs et plus prompts.

INCONVÉNIENTS. — Il peut y avoir des hémorragies gastro-intestinales (Piskoris, d'Athènes).

INDICATIONS. — On réservera les injections sous-cutanées et surtout les intraveineuses pour les cas graves d'*impaludisme avec accidents nerveux*, accidents ataxo-adynamiques, coma, délire, fièvre intense. On pourra recourir à cette médication dans toutes les maladies fébriles : *fièvre typhoïde, rougeole, scarlatine, bronchopneumonie,* dans lesquelles l'administration de la quinine s'impose, lorsqu'il y aura contre-indication ou impossibilité à faire pénétrer le médicament par la voie buccale, chez les enfants par exemple.

L'indication apparaît encore toutes les fois qu'il y a *urgence à agir vite*.

On a étendu l'application des injections sous-cutanées de quinine à la *coqueluche*.

Injections sous-cutanées de sang, hémothérapie, transfusion sous-cutanée. — Injection de sang humain (Ziemssen), de sang d'un animal, du chien (de Dominici), de l'agneau (Hasse).

PRÉPARATION. — Rejeter impitoyablement tout sujet syphilitique, tuberculeux, etc.; tout animal tuberculeux, morveux, rabique.

On prend le sang à la veine médiane céphalique au pli du coude, chez l'homme, avec asepsie sévère, et on défibrine.

MODE D'ADMINISTRATION. — On se sert d'une seringue stérilisable d'une contenance de 25 à 30 centimètres cubes ayant une longue et forte aiguille, en platine iridié de préférence, de la grosseur d'une canule n° 2 de l'aspirateur de Dieulafoy.

TECHNIQUE. — Chloroformation du malade et injection sous-cutanée.

Frictions avec onction de vaseline, pour faire cheminer le sang injecté sous la peau.

LIEUX D'ÉLECTION. — Peau de la face interne, antérieure et externe de la cuisse, du dos.

DOSES. — Jusqu'à 350 grammes (Ziemssen), mais en 14 injections. En général 2 à 3 seringues de 25 à 30 centimètres cubes.

Après l'injection, glace sur la région.

EFFETS. — A. *Locaux.* — 1° *Immédiats.* — Douleur, parfois assez durable, qui force à un séjour au lit, 5 à 6 jours. Ecchymoses.

2° *Éloignés.* — Parfois lymphangite, phlegmons, même points de sphacèle, abcès; l'antisepsie doit mettre à l'abri de ces accidents. Empâtement sous-cutané à long terme.

B. *Généraux.* — 1° *Avec le sang humain.* — a. *Immédiats.* — Retour de la connaissance, quelquefois accès fébrile, surtout avec les fortes doses, parfois avec 50 grammes, d'autres fois seulement à partir de 250 grammes.

b. *Ultérieurs et éloignés.* — Augmentation des globules, par suite du passage dans le sang des globules injectés.

Au bout de 12 heures, globules rouges injectés dans le canal thoracique; au bout de deux jours, dans la lymphe.

Augmentation de l'hémoglobine après 24 heures et de la proportion de fer dans le sang du malade injecté.

Coloration de la peau, des muqueuses.

2° *Avec le sang animal.* — Mêmes effets, mais sans passage des globules rouges de l'animal dans le sang du malade.

Globules de l'animal détruits, d'où parfois un peu d'hémoglobinémie et d'hémoglobinurie.

MODE D'ACTION. — Comme la transfusion, mais plus lentement.

INDICATIONS. — *Hémorragies* graves et abondantes; *anémies* graves, comme pour la transfusion.

Injections sous-cutanées de sérum artificiel. — Voir : *Sérum artificiel* (p. 210).

INSTILLATIONS INTRATRACHÉALES (Max Reichert). — PRINCIPE DE LA MÉTHODE. — Antisepsie presque directe des voies respiratoires inférieures.

NATURE DES MÉDICAMENTS. — Max Reichert donne la préférence à l'*eau de chaux,* au *chlorure de zinc* de 1 à

4 p. 100, à l'*essence d'eucalyptus*, à l'*acide salicylique*, au *thymol*.

ADMINISTRATION DES MÉDICAMENTS, TECHNIQUE. — Introduction dans les bronches, au moyen d'une sonde en caoutchouc, une sonde à instillation quelconque, en passant par cathétérisme par le larynx.

MODE D'ACTION. — Il y a deux actions : antiseptique, modificatrice.

EFFETS. — A. *Locaux*. — Dilution des exsudats, facilité de l'expectoration par l'eau absorbée.

B. *Généraux*. — Au bout d'un certain temps.

INCONVÉNIENTS. — Cathétérisme laryngé parfois pénible chez certains sujets.

INDICATIONS. — *Tuberculose laryngée, tuberculose pulmonaire*.

INSUFFLATIONS ANTISEPTIQUES. — Antisepsie des voies digestives et respiratoires supérieures (p. 16); insufflations nasales (p. 19).

INTENSIVES (MÉDICATIONS). — On est parvenu dans ces derniers temps à faire tolérer certains médicaments à doses bien supérieures à celles qu'on avait jusqu'ici l'habitude d'employer.

Médication antidiphtérique intensive. — Voir : *Sérum antidiphtérique* (p. 225).

Médication arsénicale intensive. — PRINCIPE DE LA MÉTHODE. — C'est grâce à la venue dans le domaine thérapeutique des *combinaisons organiques de l'arsenic,* qu'il a été possible dé pousser très loin la tolérance de l'organisme pour ce métalloïde, les nouveaux sels ayant une toxicité très amoindrie comparée à celle de l'arséniate de soude.

NATURE DES MÉDICAMENTS. — C'est d'abord le cacodylate de soude où diméthylarsinate sodique As (CH³)²O ONa (*médication cacodylique*) et les

autres sels à métal différent, puis l'arrhénal ou méthylarsinate disodique As CH³O (ONa)² (*médication
arrhénique*).

Injections sous-cutanées et par la bouche :

Cacodylate de sodium pur.	0.40 centigr.
Eau distillée.	100 grammes.
Alcool phéniqué	X gouttes.

(A. GAUTIER.)

Chaque centimètre = à 0,05 centigrammes d'acide
cacodylique pur.

DOSE. — Par la bouche, Danlos a pu donner de 30
à 60 centigrammes. Mais ce sont des doses exception-
nelles et à surveiller. Ne pas dépasser 10 centigrammes
d'acide cacodylique par jour.

Avec le méthylarsinate, on peut donner par jour
0,025 milligrammes à 0,10 centigrammes, même exceptionnellement jusqu'à 0,20 centigrammes (A. Gautier);
0,05 centigrammes est la bonne moyenne.

Soit par la bouche :

N° 1.	Arrhénal (méthylarsinate disodique).	5 grammes.
	Alcool phéniqué au 10°.	II gouttes.
	Eau distillée q. s. pour faire	100 cc.

stérilisée par l'ébullition.

XX gouttes = 0.05 centigr.
L gouttes = 0.15   —

Donner le médicament quatre à cinq jours de suite,
cesser un jour et reprendre.

Soit en injections hypodermiques :

N° 2.	Arrhénal.	0.25 centigr.
	Eau distillée.	1 cc.

Par jour 1 à 4 cc., de préférence en plusieurs fois.

Injections rectales :

Cacodylate de sodium pur	0.25 à 0.40 centigr.
Eau distillée.	200 grammes.

Deux injections de 5 cc. par jour pendant 6 jours;

trois pendant 10 autres jours; repos 5 jours et reprendre.

INDICATIONS. — Toutes les indications des arséni-
caux :

Tuberculose et prétuberculose, sans contre-indications; *impaludisme,* pour lequel M. le professeur Armand
Gautier voudrait faire du méthylarsinate un spécifique
à l'égal de la quinine; *emphysème, asthme, bronchite
chronique, grippe, leucémies ganglionnaires, adénites
localisées, adénopathies diverses, épilepsie, chorée, hé-
michorée hystérique, vomissements de la grossesse, dermatoses, psoriasis, eczéma, syphilis, cancers, anémies
diverses, chlorose, cachexies.*

Médication belladonée intensive (H. Gillet).
— Cette méthode consiste : 1° à donner *au début une
dose très faible* pour tâter la susceptibilité ; 2° à *augmenter* rapidement une ou deux fois par jour *d'une
quantité minime* par rapport à la dose totale.

NATURE DU MÉDICAMENT. — Principalement la teinture de belladone.

Pour faciliter le fractionnement du début, voici
quelques formules :

N° 1.   Teinture de belladone . . . .   1 gramme.
        Teinture de scille   2   —
        Teinture de quinquina   5   —

Chaque goutte égale un huitième de goutte de teinture de belladone. Ou bien :

N° 2.   Teinture de belladone. . . . .   3 gouttes.
        Eau distillée de laurier-cerise . . . .   1 gramme.
        Sirop de fleurs d'oranger   59   —

Chaque cuillerée à café égale un quart de goutte de
teinture de belladone.

DOSE. — On peut arriver rapidement, *en surveillant,*
à des *doses énormes,* sans incidents, par exemple *chez
l'enfant,* toutes les 3 heures, à une dose maxima de

une goutte par mois, dix gouttes par année d'âge de *teinture de belladone* jusqu'à 8 à 10 ans.

Chez l'adulte, la proportion reste environ celle de l'âge de douze ans.

INDICATIONS. — *Coqueluche* surtout, *bronchite aiguë, adénopathie trachéobronchique, asthme, laryngite.*

Médication créosotée intensive. — Voir : *Injections sous-cutanées massives de créosote* (Méthode de Burlureaux) (p. 142).

Médication iodée intensive. — NATURE DU MÉDICAMENT. — On peut déjà faire prendre par la bouche des préparations iodées très chargées; ainsi :

Iode bisublimé	3 à 5 grammes.
Huile d'amandes douces.	q. s. pour dissoudre.
Huile de foie de morue.	q. s. pour un litre.

A donner pure ou mêlée avec quantité égale de sirop de raifort iodé, au milieu du repas.

Plus récemment, pour éviter l'irritation de l'estomac avec des huiles de foie de morue aussi chargées en iode, en même temps qu'on augmentait aussi beaucoup la teneur en iode, on a employé des huiles de sésame et des huiles d'œillette iodée à 10, 25 et 40 p. 100, mais en *injections intramusculaires.*

On trouve actuellement les composés suivants :
1° L'iodipin :

A iode	25.10 %
A chlore	6.80 %
A iode	24.80 %
A chlore.	7.10 %

(LAFAY.)

Préparer en faisant réagir l'huile sur le protochlorure d'iode.

2° Le lipiodol :

A iode. . . . .   40 %.

(LAFAY.)

Préparer en faisant réagir à chaud l'acide iodhy-drique sur l'huile.

3° L'iodipalme :

A iode. . . . .   40 %

(CHEVRETIN et LEMATTE.)

DOSE. — Avec ces préparations, on a donné des doses d'iode qui ont pu aller jusqu'à 5 et 6 grammes d'iode par jour en injections intramusculaires.

Dose maxima : 10 cc. de solution en vingt-quatre heures. Ne pas continuer plus de 20 *jours au maximum*.

ADMINISTRATION. — Outre les injections intramusculaires, on peut employer, mais moins bien tolérée, la voie rectale, même la voie stomacale, sous forme d'émulsion : 1 gramme de lipiodol par cuillerée à bouche, ou bien en capsules de gluten ou de kératine.

TECHNIQUE. — Celle des injections intramusculaires. Mais, vu la consistance sirupeuse, prendre une *aiguille un peu grosse* d'un millimètre de diamètre au moins.

Ne pas chauffer les préparations au delà de 35°.

LIEU D'ÉLECTION. — Région fessière, dorsale, sous-scapulaire, lombaire.

EFFETS. — Malgré les grandes quantités d'iode, *pas d'iodisme*.

INDICATIONS. — Toutes celles de l'iode, et en particulier : *tuberculoses, scrofulo-tuberculoses, adénopathies, lésions oculaires strumeuses et syphilitiques, kératites* (P. Carra) phlycténulaire, ulcéreuse, vésiculaire antérieure, trophique ou névroparalytique, hutchinsonnienne, desméotique, *iridocyclites, iritis*.

Médication mercurielle intensive (Leredde).

— Voir : *Injections solubles mercurielles* (p. 138).

Médication quinique intensive. — Voir : *Injections sous-cutanées* (p. 144), intratrachéales (p. 120), intraveineuses (p. 144).

INTOXICATION. — Abcès de fixation (p. 9).

IODE (MÉDICATION IODÉE INTENSIVE). — Voir : *Intensive* (*médication iodée*) (p. 151).

IODIPALME. — Voir : *Intensive* (*médication iodée*) (p. 151).

IODIPIN. — Voir : *Intensive* (*médication iodée*) (p. 151).

IODOFORME. — Antisepsie des voies respiratoires inférieures (p. 30) ; inhalation (p. 30) ; injections intrapulmonaires (p. 119) ; injections intratrachéales (p. 120) ; injections sous-cutanées antibacillaires (p. 127).

IODOL. — **Iodol dans la syphilis.** — Principe de la méthode. — Comme succédané de l'iodure.

Nature du médicament. — Corps iodé en combinaison organique.

Dose. — 2 à 4 grammes par jour.

Effets. — L'iodol aurait l'avantage d'être mieux toléré que l'iodure de potassium par le tube digestif.

Mode d'action. — Composé iodé et antiseptique, l'iodol agit comme antisyphilitique et comme bactéricide.

Indications. — Dans la *syphilis,* lorsque l'*iodure de potassium* est *mal supporté.*

Iodol dans l'antisepsie. — Antisepsie des voies respiratoires supérieures et digestives (p. 19).

IODURES. — Voir : *Injections sous-cutanées antisyphilitiques* (p. 129).

Iodure de potassium. — Injections intrapulmonaires (p. 107) ; injections antisyphilitiques (p. 131).

Iodure de sodium. — Injections antisyphilitiques (p. 141).

IRITIS, IRIDOCYCLITE. — Intensive (médication iodée) (p. 151).

IRRIGATIONS ANTISEPTIQUES. — Antisepsie des voies digestives et respiratoires supérieures (p. 16); gorge (p. 18); nez (p. 20).

IVRESSE. — Lavage de l'estomac (p. 163).

KÉLOIDE. — Photothérapie (p. 193).

KÉRATITE. — Intensive (médication iodée) (p. 151).

LACTATE DE FER. — Ferrugineux par voie sous-cutanée (p. 101).

LACTIQUE (ACIDE). — Antisepsie intestinale (p. 41); antisepsie simple (p. 40); injections intra-intestinales (p. 118); lait acidifié à l'acide lactique (p. 142).

LACTO-SÉRUM (Blondel). — Le sérum retiré du lait injecté aux malades aurait une action hypotensive. Voir : *Hypotensive (médication)* (p. 109).

LAIT CENTRIFUGÉ, HUMANISÉ, MATERNISÉ. — Principe de la méthode. — C'est un lait de vache, dont la composition a été ramenée à celui du lait de femme.

M. G. Gærtner (de Vienne) s'est servi du *centrifugage*.

Le lait humanisé (P. Vigier) est décaséiné par précipitation de la caséine par la présure.

Mode de préparation. — 1° *Lait centrifugé maternisé.* — Le lait de vache, encore chaud, est mêlé avec un volume égal d'eau bouillie de même température et soumis à l'appareil centrifuge, marchant de 4 000 à 8 000 tours à la minute.

La disposition de la machine permet de faire couler à part les parties légères amenées au centre du récipient, c'est-à-dire les 9 p. 10 de la crème, la moitié de la caséine et la moitié du sucre de lait, puisque le lait primitif a été dédoublé ; d'un autre côté, on peut faire' écouler un liquide plus dense, dans lequel il ne reste que 1 p. 10 de crème, la moitié de la caséine, la moitié du sucre de lait. Les impuretés, débris de fourrages, poils, poussières, fumier, et la majorité des bactéries, s'accolent aux parois du vase.

Ce lait centrifugé a la composition suivante [1] :

Densité.   1016
Acidité. . . . .   3.5 à 3.6cm 0/0 d'acide chlorhydrique à 1/4.
Matière albuminoïde. . .   1.76
Beurre. . . . .   3 à 3.5
Sucre. 2.4

Si l'on ajoute 3 à 4 grammes (une cuillerée à café) de sucre de lait purifié, on obtient un liquide très rapproché du lait de femme, comme on peut s'en rendre compte par le tableau suivant :

	Lait de femme.	Lait de vache.	Lait de vache centrifugé et sucré.
Caséine. . .	18.2	46	17.60
Beurre . . .	31	30	30 à 35
Sucre. . . .	62.30	40	60
Sels	2.40	6	3

La stérilisation complète la préparation du lait.'

2° *Lait humanisé.* — On fait deux parts du lait : l'une est soumise à l'action de la présure, qui coagule la caséine, qu'on sépare ; l'autre portion reste intacte. On mêle la première et la seconde, et on stérilise.

Indications. — On pourra utiliser le *lait centri-*

---

[1] *Die Fettmilch* (*Medizinisches Doctoren-Collegium*, 12 novembre 1894).

fugé gras dans l'allaitement artificiel des nourrissons sains.

Au contraire, chez les enfants atteints de *troubles gastro-intestinaux*, il faudra avoir recours à un *lait moins chargé de crème*, qu'on peut obtenir à volonté, avec le même appareil à mouvement centrifuge, par le changement du lieu de soutirage.

CONTRE-INDICATIONS. — La diarrhée.

On a mis sur le compte de ces laits le *scorbut infantile* (Netter).

LAIT FILTRÉ (Seibert, de New-York). — PRINCIPE DE LA MÉTHODE. — Pour remplacer la stérilisation à la chaleur humide, M. Seibert (de New-York) a proposé le filtrage.

LAIT PASTEURISÉ. — PRINCIPE DE LA MÉTHODE. — Permettre au lait, sans le stériliser, de ne pas s'altérer aussi vite qu'à l'état normal.

MODE DE PRÉPARATION. — On chauffe le lait rapidement à 60 et 70°, et on le refroidit de même rapidement en le portant dans la glace.

Deux pasteurisations à quelques heures d'intervalle donnent un bien meilleur résultat. On sait que ce chauffage discontinu (Tyndall) peut même arriver à la stérilisation.

Le mode d'action de la pasteurisation consiste à tuer les bactéries adultes; si les germes persistent, mais avec une vitalité moindre, un second chauffage détruit les germes devenus adultes et ainsi de suite.

De plus, la pasteurisation modifierait peu les ferments organiques du lait.

Dans ces derniers temps, on aurait tendance à lui donner la préférence sur le lait stérilisé.

EFFETS. — La température de 60 à 70° suffit à éliminer le bacille lactique et les principes pathogènes.

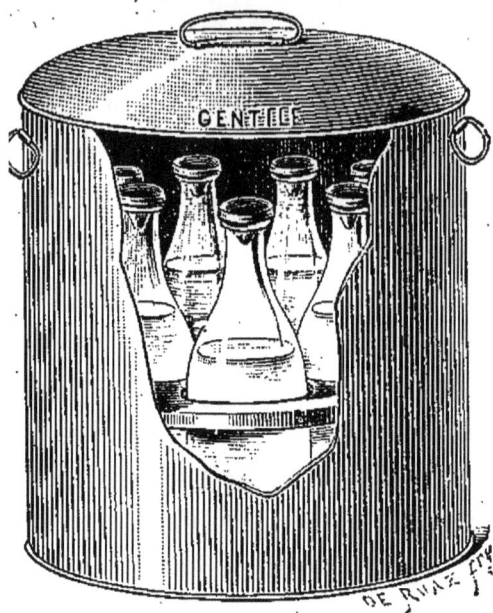

Fig. 9. — Bain-marie.

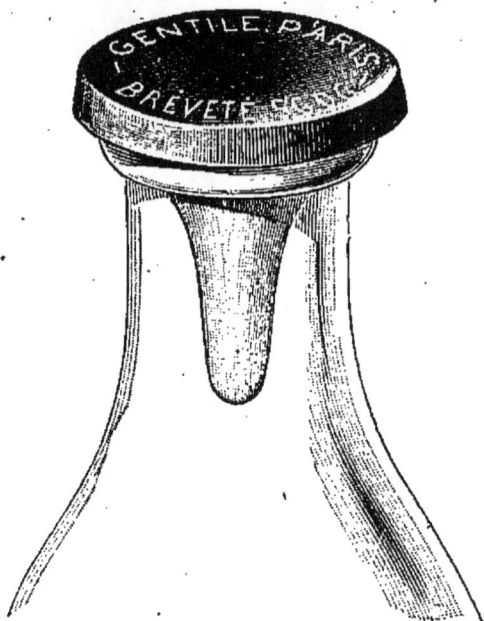

Fig. 10. — Obturateur automatique
en place.

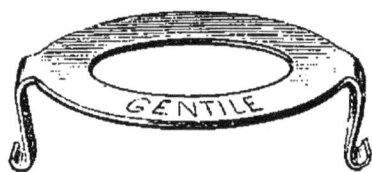

Fig. 11. — Armature.

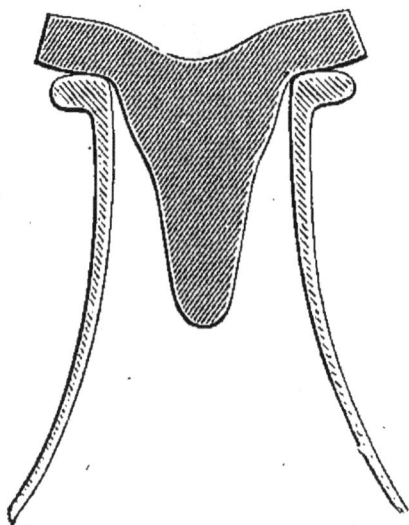

Fig. 12. — Obturateur déprimé.

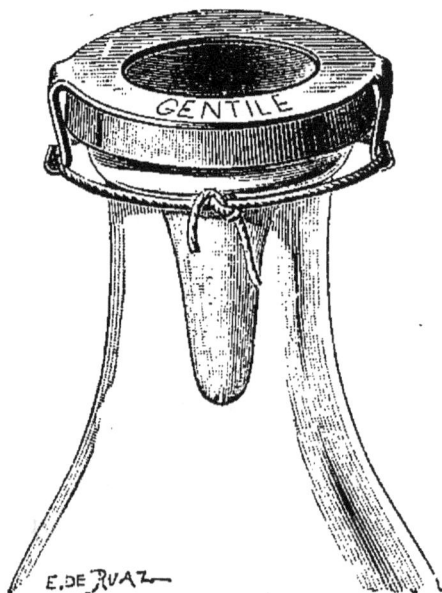

Fig. 13. Obturateur ficelé.

Fig. 9 à 13. — Appareil de Soxhlet pour la stérilisation du lait.

INDICATIONS. — On donne le lait pasteurisé dans les mêmes conditions que le lait stérilisé (p. 158).

LAIT STÉRILISÉ. — PRINCIPE DE LA MÉTHODE. — Détruire les microbes contenus dans le lait.

MODE DE PRÉPARTION. — La stérilisation se fait en grand soit industriellement, soit dans les établissements, comme les maternités, les crèches, les dispensaires d'enfants ; ou bien par ration journalière, dans les familles, avec l'appareil de Soxhlet, plus ou moins modifié (fig. 9 à 13), ou même sans appareil spécial (F. Lédé). On soumet pour cela le lait à une température de 100° à 104° environ, sous pression de vapeur d'eau ; au-dessus de ces températures, la caséine s'altère, la digestibilité du lait diminue.

INDICATIONS. — Le lait stérilisé a été recommandé comme *nourriture des jeunes enfants élevés artificiellement*, même lorsqu'ils sont sains, mais à plus forte raison s'ils sont malades, et surtout s'ils sont atteints de *troubles gastro-intestinaux*[1].

Depuis quelque temps, on a fait le procès du lait stérilisé sous l'influence de la révélation des ferments organiques qui y sont contenus.

La chaleur à 100° détruit ces ferments, d'où moindre digestibilité, moindre valeur nutritive du lait stérilisé par rapport au lait cru, seulement chauffé.

Toutefois, dans les grands centres, l'impossibilité actuelle de se procurer du lait suffisamment aseptique force à conserver l'usage du lait stérilisé comme ce qu'il y a encore de moins mauvais.

LAITS MÉDICAMENTEUX. — PRINCIPE DE LA MÉTHODE. — Au lieu d'administrer un certain nombre de médicaments en nature, on pense obtenir une meil-

[1] Voir : Gillet, *Formulaire d'Hygiène infantile.*

leure absorption en les présentant intimement incorporés au lait.

NATURE DES AGENTS MÉDICAMENTEUX, MODE D'OBTENTION. — On pourra les multiplier selon le besoin : lait phosphaté, simple ou iodé, ferrugineux, arsénical, mercuriel, chloruré, nitré, etc.

Il y a des difficultés pour leur obtention.

Les laits médicamenteux sont, du fait de ces manipulations, d'un emploi encore restreint.

Il faut doser dans chaque lait la teneur du principe actif.

On n'a un lait phosphaté qu'en faisant manger aux vaches des fourrages poussés sur des terrains qui ont reçu comme engrais des superphosphates. Autrement, si l'on ajoute seulement du phosphate à la nourriture, il passe dans l'urine et dans les matières fécales.

Le lait phosphaté contiendrait jusqu'à 6 grammes de phosphate au lieu de 3 à l'état normal.

Pour les laits iodés et ferrugineux, il faut pratiquer des injections sous-cutanées ou intermusculaires et entretenir les animaux dans ces conditions, qui ne sont pas défavorables à leur santé.

On n'a pas eu de résultats satisfaisants dans l'obtention d'un lait arsénical, même en utilisant les cacodylates.

Pour le lait mercuriel, on a fait des frictions d'onguent napolitain à des chèvres dont on recueillait le lait.

INDICATIONS. — Multiples, en rapport avec la substance incorporée.

Le lait phosphaté a été recommandé dans le *rachitisme*, la *tuberculose*.

Le lait iodé conviendrait dans la *scrofule ;* le lait mercuriel dans la *syphilis*, etc.

En somme, les indications sont celles du médicament incorporé.

LARYNGITE. — Antisepsie des voies respiratoires supérieures (p. 16); intensive (médication belladonée) (p. 150).

LAVAGE INTESTINAL ou **ENTÉROCLYSE** (Cantani, Lesage). — Principe de la méthode. — L'orientation que la bactériologie a fait prendre à la thérapeutique nous pousse à entreprendre l'asepsie ou l'antisepsie des organes internes.

Jusqu'ici, l'intestin grêle semblait gardé par la valvule de Bauhin contre toute tentative de lavage, et par conséquent contre tout essai d'irrigation.

Aujourd'hui, la *barrière des apothicaires* doit ne plus être considérée comme infranchissable, dans certaines conditions.

Technique. — Deux conditions principales sont à observer pour obtenir un résultat favorable : l'une tient à la position à faire prendre au malade, l'autre à la manière de faire pénétrer le liquide d'irrigation.

Position du malade. — Que ce soit un enfant ou un adulte, on place le malade dans la même position : décubitus latéral droit, cuisse fléchie.

Manuel opératoire. — On introduit dans le rectum une *longue sonde* en caoutchouc; pour l'adulte, un tube de Faucher, une sonde de Debove à lavage de l'estomac; pour le jeune enfant, une sonde urétrale en caoutchouc rouge convient parfaitement (n° 25 de la filière Charrière), de 20 à 40 centimètres.

La sonde doit être poussée *jusque dans le côlon transverse,* où l'on peut la sentir sous la peau de la paroi abdominale antérieure.

La partie qui déborde l'anus est reliée à l'aide d'un long tube de caoutchouc à un récipient capable de contenir 8 à 10 *litres de liquide.* Un robinet sert à régler l'écoulement.

La solution est employée à 40° au maximum, et se

compose d'eau bouillie, additionnée soit d'acide borique à 4 p. 100 (a donné des accidents chez l'enfant),
soit de naphtol à 2 p. 1 000 ; d'eau sulfocarbonée, d'une
solution de permanganate de potasse à 1 p. 1 000, de
tanin, etc., et mieux d'eau pure salée à 5 à 6 grammes
par litre.

On peut employer l'*eau oxygénée.*

Eau oxygénée à 12 volumes. . . . . 100 cc.

Mêler au moment de s'en servir avec :

Chlorure de sodium. . . . . 5 grammes.
Phosphate de soude 3   —
Bicarbonate de soude . . . . 50 centigr.
Eau bouillie. . . . . 900 cc.

Au préalable, un simple lavement évacuateur à l'eau
pure, ou bien alterner les lavages à l'eau oxygénée
avec l'eau pure salée ou autre.

(H. ROGER.)

Dans les stations hydrominérales, à Plombières, à
Brides, à Châtel-Guyon, pour les principales, on fait
des lavages avec l'eau minérale, mais le plus souvent
sans remonter au delà du côlon.

Un tampon d'ouate ou bien un obturateur en forme
de disque de caoutchouc, appliqué contre l'anus tout
autour de la sonde, est maintenu avec la main qui
tient en même temps la sonde. Cette précaution pré-
vient le reflux intempestif du liquide injecté.

Tout ainsi disposé, on ouvre le robinet et on élève
le récipient de 20 à 30 centimètres, pas plus.

La méthode repose sur l'application d'une faible
pression. Le liquide coule doucement, vient remplir
le cæcum dont les gaz peuvent s'échapper. Une forte
pression les comprimerait, et ce sont ces gaz comprimés qui forment la barrière infranchissable et non la
valvule elle-même.

Vers le troisième litre, la valvule iléo-cæcale est

franchie et l'injection pénètre dans l'intestin grêle. Quelques coliques annoncent cette entrée.

À ce moment, on consulte le niveau de l'eau dans le récipient; s'il continue à s'abaisser régulièrement, on maintient la même situation. Dans le cas contraire, on élève légèrement le bock à 40 centimètres ou un peu plus.

Le remplissage des anses intestinales par le liquide se fait ainsi : la répartition amène la matité sur le côté droit et au-dessus de la vessie, puis sur les côtés du ventre. Au niveau de l'ombilic, persiste de la sonorité par suite du refoulement des gaz, qui viennent former une couche uniforme, sorte de *coussinet aérien péri-ombilical*.

Au bout du sixième litre, chez l'adulte, si l'on continuait, le liquide franchirait le pylore et envahirait l'estomac. Le vomissement en traduit la présence, indiquée déjà par le clapotage stomacal, mais peu distinct, à cause de l'existence du clapotage général. La percussion de l'espace de Traube peut donner de la matité.

Le liquide arrivé dans l'estomac, on pourrait passer encore de 1 à 3 litres.

La sonde retirée de l'intestin, le liquide injecté ressort à flot.

En résumé, la méthode repose sur les conditions suivantes :

1° Emploi d'une grande quantité de liquide ;

2° Faible pression ;

3° Lenteur de l'écoulement ;

4° Position horizontale du sujet;

5° Déclivité donnée au cæcum.

Effets. — Pendant le lavage, le malade manifeste quelques coliques. Si le liquide arrivé dans l'estomac s'accompagne d'une sensation de poids et d'un peu de dyspnée, il s'ensuit de la fatigue.

A la suite d'une séance d'entéroclyse, on voit les· phénomènes d'intoxication gastro-intestinale rétro= céder.

Le nettoyage de la muqueuse intestinale la mo- difie.

Il y a aussi diurèse par suite de l'absorption d'eau.

INDICATIONS. — On ne doit pas hésiter à pratiquer l'entéroclyse dans le *choléra asiatique* ou *nostras*, les *entérites* diverses de l'adulte ou de l'enfant, les *ic- tères*, les *infections gastro-intestinales*, les *autointoxi- cations*, l'*urémie*, l'*occlusion intestinale*, etc.

CONTRE-INDICATION. — Collapsus.

LAVAGE DE L'ESTOMAC. — Il a remplacé le pompage.

PRINCIPE DE LA MÉTHODE. — Comme on lave la plu- part des cavités naturelles, les fosses nasales, la bouche, la vessie, le vagin, l'utérus, le rectum et même l'intestin grêle (entéroclyse), on peut laver l'es- tomac. C'est à Faucher (de Vichy) qu'on est redevable de la méthode. L'estomac étant déclive par rapport à la bouche, on doit agir selon le principe du siphon.

APPAREILS, MANUEL OPÉRATOIRE. — Il existe deux catégories d'appareils pour faire le lavage de l'es- tomac :

1º *Tubes à un seul courant.* — a. *Tube de Faucher.* — C'est le prototype du genre (fig. 14).

Il se compose d'un tube en caoutchouc rouge, ou- vert aux deux extrémités. Il mesure 1ᵐ,60 de long, son diamètre est de 1 centimètre.

Des lèvres au cardia, il y a chez l'adulte 40 centi- mètres, dont 15 pour le trajet buccal; il faut en plus 20 centimètres de trajet stomacal. Il reste 1 mètre de tube en dehors de la bouche.

L'extrémité inférieure du tube est émoussée à son bord, elle porte un œil latéral un peu au-dessus.

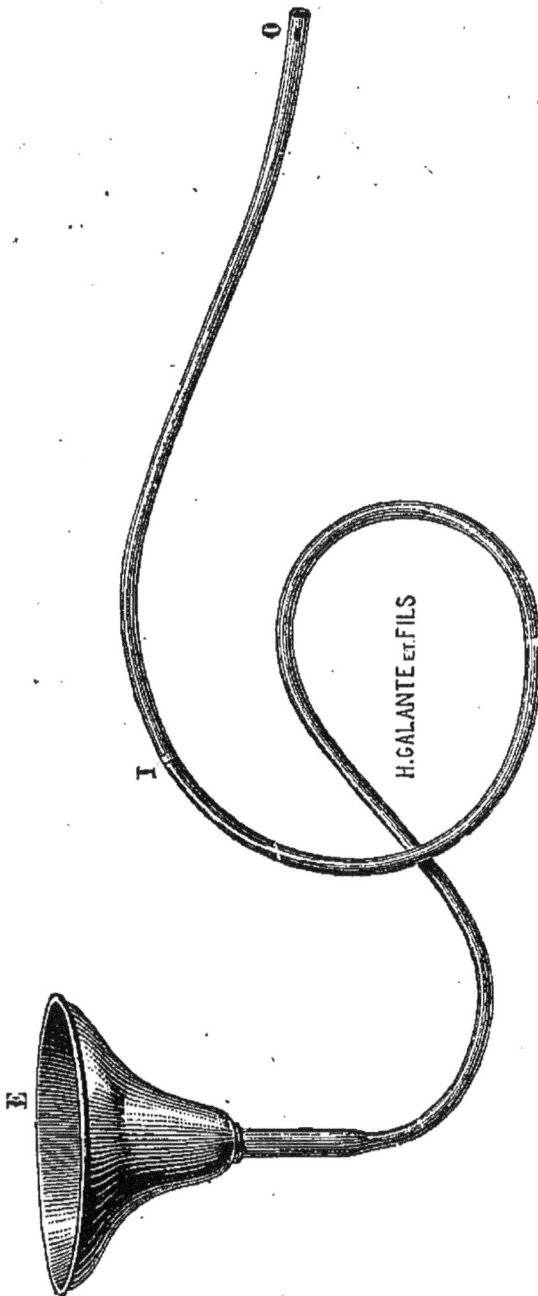

Fig. 14. — Tube de Faucher pour le lavage de l'estomac.

L'extrémité supérieure s'élargit pour recevoir un entonnoir destiné à recevoir le liquide au départ.

Au siphon de Faucher on a fait des modifications et des adjonctions, mais plutôt dans un autre but que le lavage proprement dit, pour le prélèvement du suc gastrique par exemple.

b. *Tube de Debove* (fig. 15). — Il se distingue par la rigidité plus grande de la partie terminale et son raccord avec le reste du tube.

c. *Tube de Frémont* (de Vichy). — Il permet de recueillir à l'aide d'une poire un échantillon du suc gastrique (figure 16).

2° *Tubes à double courant.* — Ils se composent de

tubes disposés de façon à pouvoir établir un *double courant*.

a. *Tube d'Audhoui* (fig. 17). — Il reproduit celui de Faucher, à cette différence qu'il se compose de deux tubes accolés dans la partie qui va de la bouche jusque dans l'estomac, ou plutôt d'un tube de calibre fort qui renferme le long de sa paroi un tube de calibre inférieur. Le petit tube amène le liquide de lavage, le gros sert de canal de sortie. En dehors de la bouche les deux tubes sont séparés.

b. *Appareil de Ruault* (fig. 18). — Il est construit sur un autre principe. Il n'y a qu'un tube de la bouche jusque dans l'estomac, mais en dehors de la bouche, l'appareil se

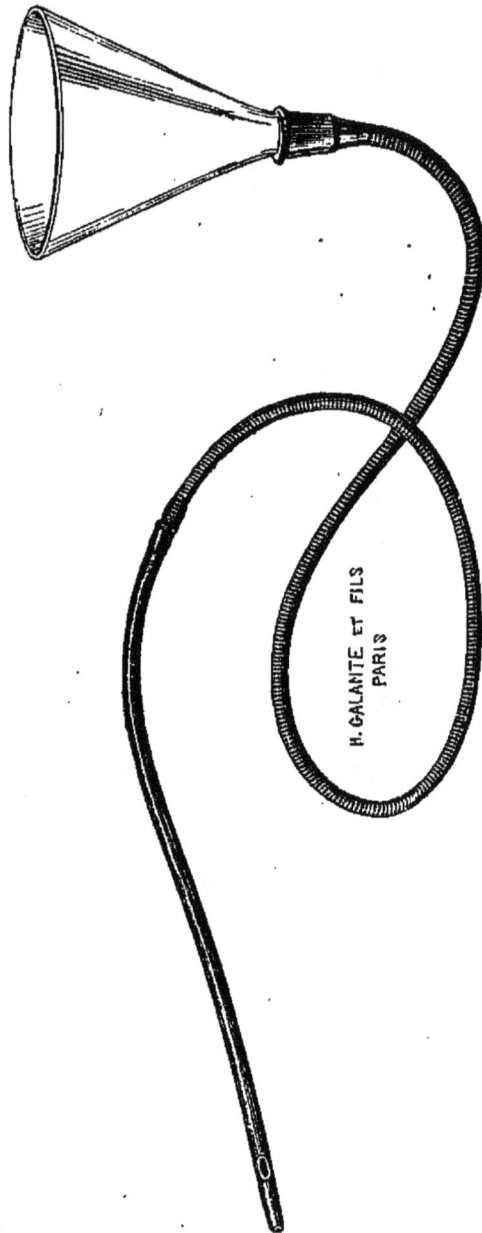

Fig. 15. — Tube de Debove.

compose de deux tubes écartés en V. Chacun de ces tubes se rend dans un récipient spécial.

Un sys-
tème de
soupapes
et de poi-
res per-
met de
faire pé-
nétrer le liquide d'un
des récipients dans l'es-
tomac, et de le faire
revenir dans l'autre ré-
cipient.

MANUEL OPÉRATOIRE.
— Le *manuel opératoire* diffère avec
l'un ou l'autre des appareils.

1° *Tubes à un seul courant.* — Le
malade est assis soit sur une chaise,
soit sur son lit, la partie supérieure
du corps garantie des éclaboussures
possibles par une serviette ou une
alèze nouée autour du cou. Le tube
trempé dans un peu d'huile ou graissé
de vaseline, ou mieux simplement
dans un peu de lait ou d'eau tiède
destinée au lavage, on le prend de
la main droite entre le pouce et l'index, comme une plume à écrire.

L'index gauche déprime la langue.
On fera bien de le garantir des morsures par l'interposition d'un bou-
chon entre les molaires.

On fait traverser la bouche au
tube, et lorsqu'il est arrivé au pharynx on le pousse en le faisant avan-
cer entre les doigts.

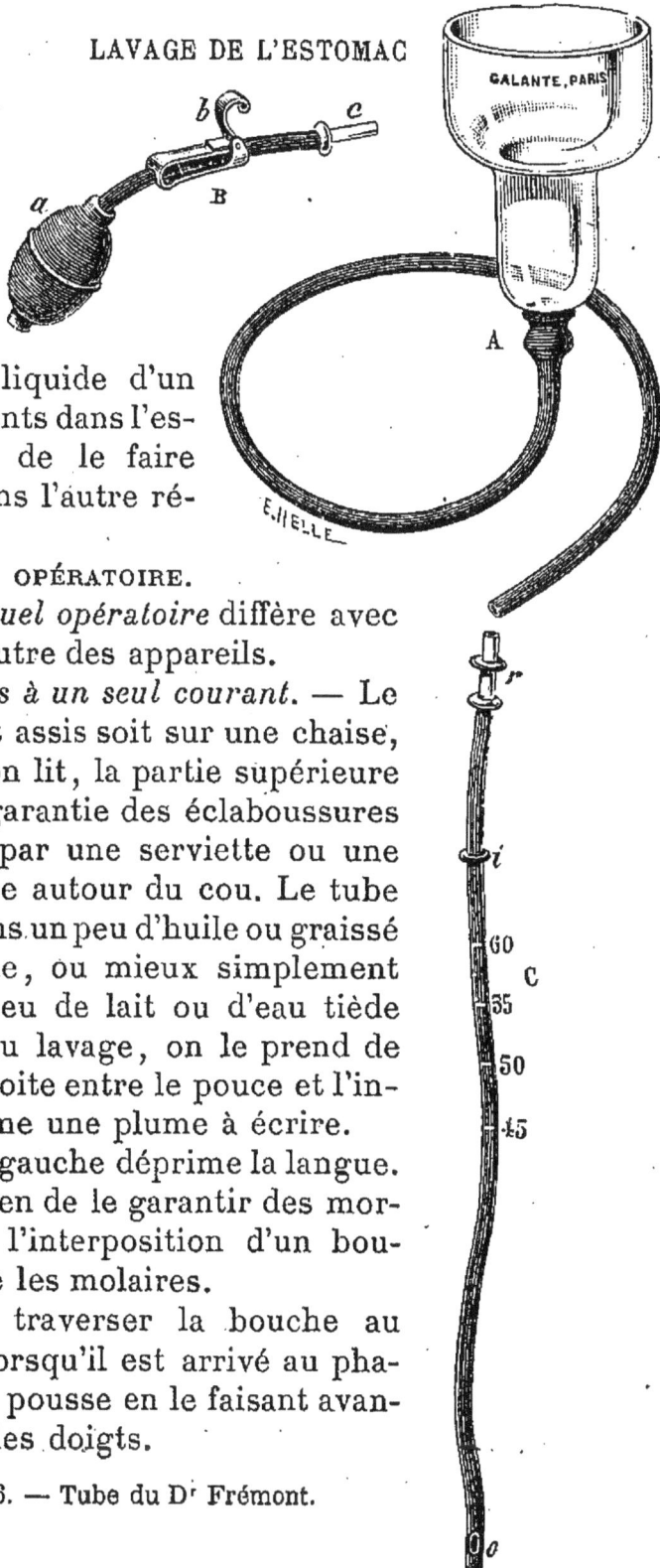

Fig. 16. — Tube du Dr Frémont.

Il n'y a de difficultés qu'aux premières tentatives,

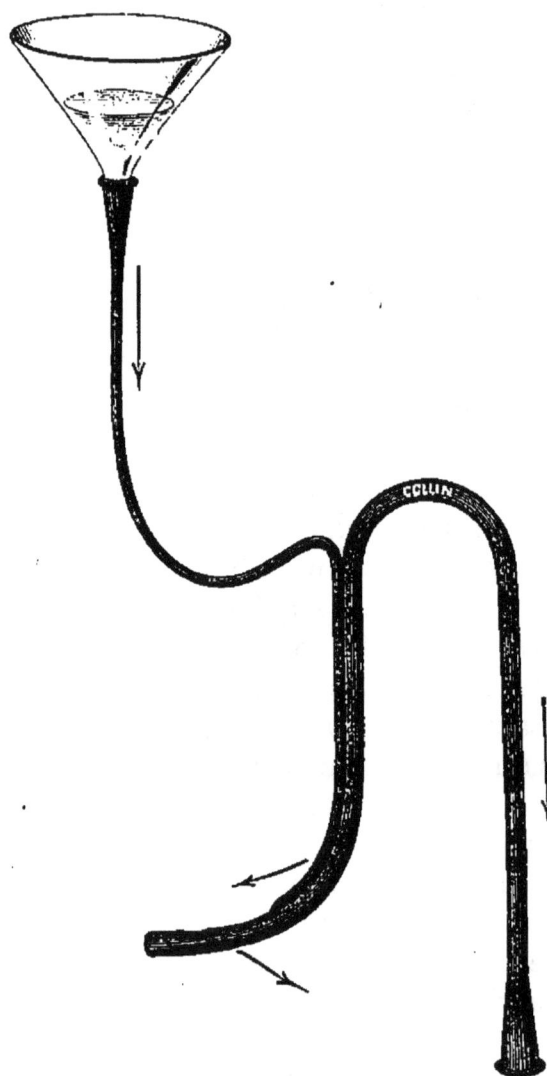

Fig. 17. — Tube à double courant de M. Audhoui.

pour lesquelles on peut recourir à un badigeonnage à la cocaïne. Aux séances subséquentes, le médecin fait pénétrer facilement le tube, et même le malade prend l'habitude d'avaler son tube, comme il ferait d'un morceau de macaroni.

Le tube en place, on adapte l'entonnoir qu'on remplit d'eau et on élève au-dessus de la tête. Le liquide descend. Avant que toute la provision ait quitté l'entonnoir, on abaisse celui-ci plus bas que l'estomac. Le siphon ainsi amorcé permet à l'eau introduite de ressortir.

Si l'on n'a pas amorcé le siphon, ou s'il se désamorce, on fait faire au sujet une contraction des muscles abdominaux, qui suffit souvent à rétablir le cours du liquide, autrement il faudra remettre un peu de liquide dans l'entonnoir.

2° *Appareils à double courant.* — L'introduction s'effectuera de la même manière. Par le petit tube, on fait arriver l'eau. On peut relier cette partie avec un récipient placé à quelque hauteur, mais pas trop, pour ne pas donner une forte pression, qui serait dangereuse. Le gros tube s'amorce tout seul et assure l'écoulement continu, à moins d'obstruction. En tous cas, on peut faire faire l'amorçage par le sujet en le priant de contracter ses muscles abdominaux.

Dans l'appareil de M. Ruault (fig. 18), l'introduction ne diffère pas, mais les poires et les soupapes placées sur le trajet du tube d'entrée et du tube de sortie établissent la progression du liquide injecté et son rejet.

NATURE DES SOLUTIONS. — Le *lavage* de l'estomac, selon le liquide employé à cet effet, peut n'être qu'*aseptique*. Il en est ainsi lorsqu'on se sert d'eau pure ou d'une solution de bicarbonate de soude; c'est encore à la même catégorie qu'appartient le lavage fait avec les eaux minérales, comme on le pratique à Vichy, à Châtel-Guyon, à Plombières, à Saint-Nectaire, à Royat et dans les autres stations similaires.

Il s'y joint une certaine action modificatrice de la muqueuse stomacale.

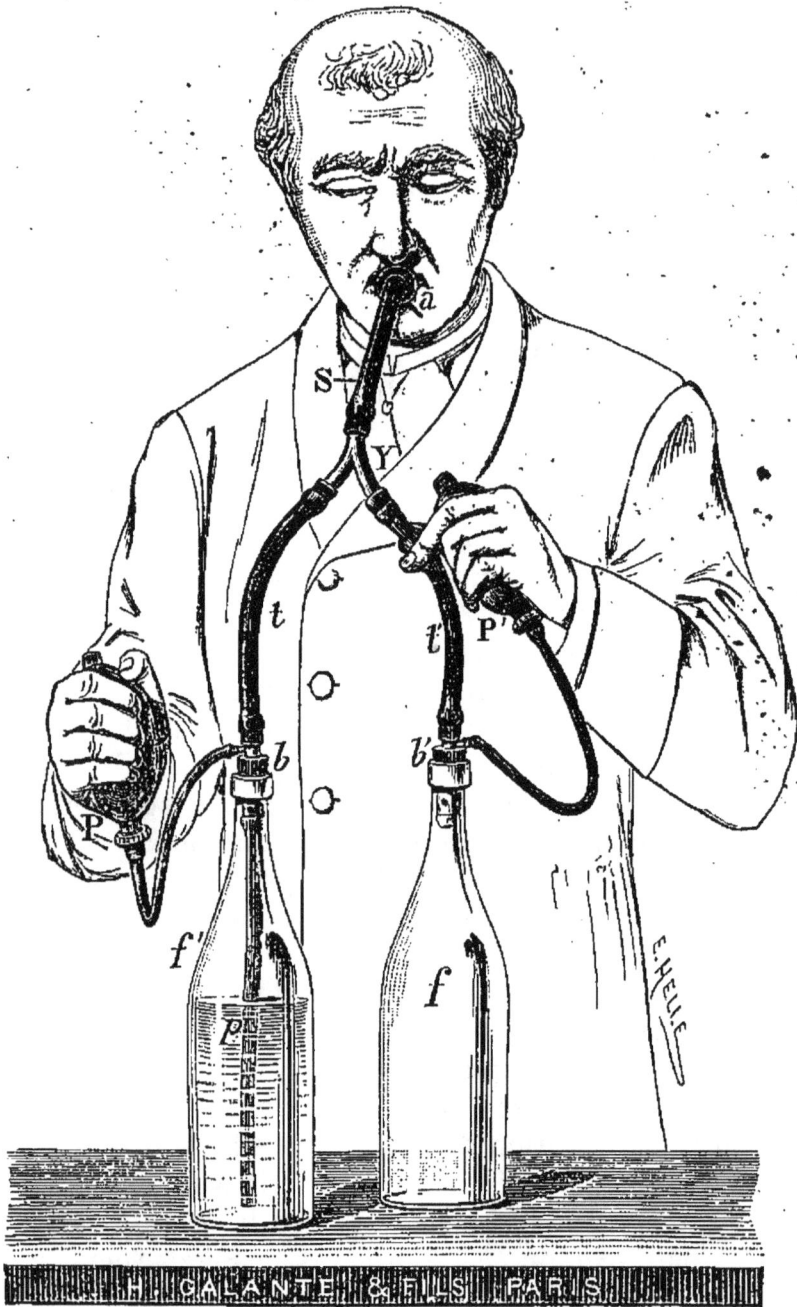

Fig. 18. — Appareil de M. Ruault, pour le lavage de l'estomac.

Avec l'emploi des solutions antiseptiques, eau bori-

5*

quée, eau náphtolée, eau chloroformée, eau mentholée, solution d'acide salicylique, d'eau oxygénée, etc.,
le *lavage* devient *antiseptique*.

Dose. — Il n'y a pas de dose limite; on doit prolonger le lavage, à moins d'indication spéciale, jusqu'à ce que le liquide revienne clair, sans mélange de
débris alimentaires.

S'il y a une dose, c'est pour la quantité de solution
à introduire d'une seule fois. Avec le tube de Faucher
et ses similaires, on ne doit employer que 500 centimètres cubes, dans la crainte de faire naître ou d'exagérer une dilatation de l'estomac. On fait pénétrer et
ressortir autant de fois un *demi-litre* qu'il est nécessaire.

Avec les *tubes à double courant,* on a moins à tenir
compte de la quantité, puisque le lavage est continu.
Il faut cependant songer au cas où le tube de sortie
se boucherait par une parcelle alimentaire. L'appareil
de M. Ruault obvie à cet inconvénient, puisqu'il exige
le mouvement alternatif d'emplissage et de vidage. Il
ne peut ainsi y avoir une trop grande quantité de
liquide à la fois.

Moment du lavage. — On pratique le lavage de
l'estomac, soit le matin à jeun, soit plusieurs fois dans
la journée, cinq à six heures après un repas.

Difficultés du lavage. — On est plus souvent en
présence de difficultés que d'accidents.

A *l'introduction.* — L'*indocilité* du malade peut
s'exalter aux premières tentatives.

Le moindre contact du tube avec le voile du palais
provoque le *vomissement*.

La cocaïne vient à bout de cette extrême sensibilité
ou bien encore les gargarismes bromurés.

Un *spasme œsophagien* ferme le passage au tube;
un peu de patience, une attente de quelques minutes
permet de vaincre l'obstacle.

Au lavage. — Le *rejet du tube* dans un mouvement de vomissement nécessite une seconde introduction.

Le *spasme œsophagien,* qui est déjà un obstacle à l'introduction, peut devenir un empêchement au lavage par suite de la constriction qu'il exerce sur le tube, dont il aplatit le diamètre. Il n'y a qu'à attendre sa cessation.

L'*obturation du tube* par des parcelles alimentaires a l'inconvénient de faire séjourner le liquide dans le ventricule plus longtemps qu'on ne le désirerait, et de forcer à enlever l'appareil pour le replacer ensuite.

ACCIDENTS. — Le lavage a pu provoquer quelques *phénomènes nerveux réflexes :* syncope légère, mouvements convulsifs, crises épileptiformes, sensation d'angoisse précordiale.

Une accoutumance bien ménagée mettra à l'abri de ces accidents. Au début, habituer d'abord le malade à la manœuvre, plutôt que de chercher à pratiquer un lavage complet.

Les faits de *perforation* n'ont été vus qu'avec l'emploi d'une quantité exagérée de liquide dans un estomac facile à rompre par suite d'une lésion qui amoindrit sa résistance, comme dans la gastrite ulcéreuse, ou l'ulcère simple de l'estomac.

MODE D'ACTION. — Comme procédé de nettoyage, le lavage de l'estomac soustrait déjà l'organe aux causes d'irritation amenée par les détritus alimentaires et les produits de fermentation anormale et de putréfaction.

L'emploi de substances antiseptiques en solution ajoute une seconde action, par suite des propriétés bactéricides des liquides de lavage.

EFFETS. — A la suite du lavage de l'estomac, le malade ressent un bien-être tout particulier, l'appétit naît, les symptômes stomacaux s'amendent.

INDICATIONS. — Non seulement dans la *gastrite ca-*

tarrhale, dans les dyspepsies avec *dilatation et sta-
gnation alimentaire*, mais encore toutes les fois qu'il
y a indications à assurer l'asepsie stomacale ou à
vider l'organe, comme dans les *empoisonnements*, dans
l'*ivresse*.

Dans le *coma diabétique*, le lavage de l'estomac
(M. Kohos) parerait aux accidents dont l'origine pro-
viendrait de l'absorption des substances toxiques ren-
fermées dans l'estomac.

Urémie. Voir : *Trois lavages (méthode des)* (p. 250).

Contre-indications. — Le *cancer*, pas d'une façon
absolue, lors d'ulcération seulement, mais au début,
lors de stase simple par obstacle pylorique, l'*ulcère
rond*.

LAVAGE DU NEZ. — Antisepsies des voies digestives et respiratoires supérieures (p. 20); bain nasal
(p. 22).

LAVEMENTS. — Antiseptiques : antisepsie intestinale évacuante (p. 42); boratés, boriqués, naphtolés (p. 43); gaïacolés (p. 32); antisepsie des voies
respiratoires inférieures, médication interne (p. 32);
de sang défibriné (p. 203).

Lavements froids. — Principe de la méthode.
— On obéit à des mobiles différents lorsqu'on prescrit des lavements froids.

Nature de l'agent thérapeutique. — On emploie
l'eau froide à la température ambiante, mais de l'eau
bien pure ou boriquée.

Technique. — On pratique l'irrigation, soit à l'aide
d'un instrument, d'un clyso, ou mieux avec un simple
tube relié à un récipient, comme pour le lavage intestinal (p. 152).

Dose. — On introduit de 1 à 2 litres 1/2 et plus chez
l'adulte, 1/2 litre chez les tout jeunes enfants.

MODE D'ACTION ET EFFETS. — Chez l'adulte, le lavement froid ne produit pas d'*abaissement de la température* bien sensible. Il n'en est pas de même chez l'enfant et surtout le nourrisson, chez lequel on peut, dans une certaine mesure, compter sur une *action antithermique*.

Outre la *propriété évacuante* et pourtant *aseptique* qu'il partage avec toute autre sorte d'irrigation rectale, le lavement froid concourt à réveiller la *contractilité intestinale*, et l'*excitabilité de la muqueuse*.

Il ramène en outre le *flux biliaire* par action réflexe.

Par l'absorption, il provoque la *diurèse*.

INDICATIONS. — On prescrit les lavements froids, chez les enfants, comme antithermiques, dans la *bronchopneumonie*, la *congestion pulmonaire* et la *pneumonie*, etc.

Ils font partie du traitement de l'*ictère catarrhal* (Chauffard).

Dans un autre but, on en fait usage contre les *hémorrhoïdes*.

Lavements salés. — INDICATIONS. — On peut les employer saturés de sel contre les oxyures vermiculaires.

Lavements de sang défibriné. — Voir : *Sang défibriné* (p. 203).

Lavements de sérum antidiphtérique. — (p. 210).

Lavements de sérum artificiel. — Voir : *Sérum artificiel* (p. 229).

LÈPRE. — Sérum antidiphtérique (p. 215); suc thyroïdien (p. 237).

LEUCÉMIE. — Intensive (médication arsénicale) (p. 148); Sérum artificiel (p. 224); injections sous-cutanées (p. 226); suc ganglionnaire (p. 232); suc médullaire (p. 233); suc splénique (p. 235).

LEUCORRHÉE VAGINALE. — Levure de bière (p. 174).

LEVURE DE BIÈRE. — PRINCIPE DE LA MÉTHODE. — *Action glycolytique* importante, *action phagocytaire* probable seulement, *action bactéricide* supposée, mais non démontrée, *action antitoxique* réelle : voilà le fil conducteur théorique.

NATURE DU MÉDICAMENT. — Levure de brasserie, pure et purifiée, tout à fait fraîche, ou levure sèche, *levurine,* qui ne doit contenir que de la *saccharomyces cerevisiæ.*

DOSE. — 50 grammes de levure fraîche, 6 cuillerées à café environ, à administrer dans un peu d'eau simple ou alcaline, dans de la bière au moment des repas, ou la levure sèche, 3 à 4 cuillerées à café ou en cachet de 1 gr. 50 au maximum, trois à six fois dans la journée.

INDICATIONS. — *Diabète* (E. Casaët, Cana et Beylot); *Albuminurie dyspeptique* (Aragon, Collet);

Acné phlegmonneuse (Brocq), *folliculites, hydrosadénites, anthrax, furoncles et furonculose* (Brocq), *furoncles des diabétiques* (Lassar), furoncle chez le nourrisson guéri par administration de levure à la nourrice (Sébillotte);

Dermatoses suppuratives, sycosis;

Orgelets à répétition (Terson);

Ostéomyélite (Doyen), et en général affections à staphylocoques;

Leucorrhée vaginale (Landau, Gelli, Mures), en injections vaginales dans l'eau sucrée ou la bière, le vagin préalablement lavé à l'eau à 30°;

Pneumonie (Marie);

Fièvre typhoïde (Marie, Faisans);

Variole, érysipèle, choléra, scarlatine, rougeole purpura, cancer;

Gastro-entérites de l'enfant (Thiercelin, Charey). Après purgation, observance de la diète hydrique et premier lavage intestinal, lavement composé de :

Levure sèche	1 cuillerée à café.
Ou levure fraîche	1 cuillerée à dessert.
Eau bouillie.	50 grammes.

Garder. Renouveler tous les deux ou trois jours.

Au besoin, en plus, par la bouche, 1 à 2 cuillerées à café de levure sèche (Blancher).

Chez l'adulte :

Levure sèche.	2 à 3 cuillerées à bouche.
Eau bouillie tiède.	150 grammes.
	(BLANCHER.)

Toutes les vingt-quatre heures.

Par la bouche, 3 cuillerées à café de levure sèche.

Constipation. 50 centigrammes de levure fraîche deux à trois fois par jour (Roos, Fribourg), ou 25 centigrammes de levure sèche.

EFFETS. — Dans le diabète, on observe la diminution du sucre urinaire, le relèvement de l'état général, l'augmentation du poids du malade, jusqu'à cinq et huit livres.

Dans les suppurations diverses, cessation du processus phlegmoneux.

Dans les entérites, arrêt de la diarrhée, modification du processus.

Dans la *diphtérie* (Carrion et Hallion[1]), en badigeonnage local, il y aurait une action neutralisante énergique sur la toxine diphtérique.

INCONVÉNIENTS. — L'été, il est difficile de se procurer de la levure qui ne fermente pas.

---

[1] Congrés de médecine de Toulouse, 1902.

Eructation après l'administration. Diarrhée fétide.

Sous le nom de MÉDECINE DES FERMENTS, on a même utilisé la *levure purifiée, sélectionnée* en *injections sous-cutanées*, suspendue dans l'eau stérilisée.

PRINCIPE DE LA MÉTHODE. — Substitution de la fermentation normale de la levure à la fermentation pathologique.

DOSE. — 1 cc.

INDICATIONS. — *Tuberculose, tumeur, cancer* (F. de Backer). Mais l'auteur semble avoir un peu trop généralisé.

ACCIDENTS. — On pourrait craindre des embolies.

LIPIODOL. — Voir : *Intensive (médication iodée)* (p. 151).

LIQUEUR DE LABARRAQUE. — Antisepsie des voies digestives et respiratoires supérieures (p. 18).

LITHIASE. — **Lithiase rénale.** — Antisepsie médicale des voies urinaires (p. 47).

Lithiase vésicale. — Antisepsie médicale des voies urinaires (p. 47).

LOMBAIRE (PONCTION). — Voir : *Rachicocaïnisation* (p. 199) pour la technique.

DOSES. — Retirer quelques centimètres cubes.

INDICATIONS. — *Ataxie, céphalie syphilitique, méningite, myélite, paralysie agitante, sciatique.*

LUMBAGO. — Voir : *Injections épidurales* (p. 113).

LUMIÈRE ROUGE. — Voir : *Photothérapie* (p. 193).

LUPUS. — Antisepsie des voies respiratoires inférieures (p. 25); méthode de M. Burlureaux (p. 142); photothérapie (p. 195); sérum antistreptococcique (p. 217); suc thyroïdien (p. 237).

LYCÉTOL. — Voir : *Antiuricémique* (médication (p. 56).

LYSOL. — Antisepsie générale interne (p. 13).

MAL DE POTT. — Voir: *Injections épidurales* (p. 113).

MALADIE D'ADDISON. — Glycérophosphates (p. 105); séquardine (p. 205); suc capsulaire (p. 236).

MALÉINE. — Principe de la méthode. — Vacciner contre la morve ou farcin au moyen du liquide de culture filtré.

Nature de l'agent médicamenteux, préparation. — On fait une culture de bacille morveux, qu'on stérilise et qu'on filtre.

Mode d'administration. — En injections sous-cutanées.

Doses. — 1 cc. (chez le cheval).

Mode d'action. — Celui des vaccins.

Effets. — A. *Local.* — Tuméfaction œdémateuse.

B. *Généraux.* — Au bout de huit à seize heures, hypothermie de 2 à 3°.

Le sujet est immunisé contre la morve.

Indications. — Dans la *morve*, mais jusqu'ici employée seulement chez les animaux, le cheval en particulier.

MALTOSE. — Voir : *Ferment glycolytique* (p. 100).

MÉDECINE DES FERMENTS. — Voir : *Levure de bière* (p. 174).

MELÆNA DES NOUVEAU-NÉS. — Antisepsie intestinale (p. 38); antisepsie astringente (p. 44); injections sous-cutanées de chlorure de calcium (p. 142); sérum gélatiné (p. 230).

MÉNINGITE. — Bains froids (p. 68); ponction lombaire (p. 176).

MÉNOPAUSE. — Hypotensive (médication) (p. 109); ovairine (p. 185); suc thyroïdien (p. 237); transfusion nerveuse (p. 246).

MENTHOL. — Antisepsie des voies digestives et respiratoires supérieures (p. 23); antisepsie des voies respiratoires inférieures (p. 26); inhalations (p. 26; antisepsie stomacale (p. 35, 36).

MERCURE. — **Mercure métallique.** — Voir : *Injections sous-cutanées antisyphilitiques* (p. 134).

Médication mercurielle intensive. — Voir : *Injections sous-cutanées antisyphilitiques* (p. 138).

Mercure colloïdal. — Voir : *Hyrgol* (p. 111).

MÉTHODE ABORTIVE DU CHANCRE MOU ET DE LA SYPHILIS. — On a esssayé un mélange de :

Eau oxygénée	100 grammes.
Acide chlorhydrique	50 centigr.

(KROWOZYNSKI.)

MÉTHODE DE BRAND. — Voir : *Bains froids* (p. 68).

MÉTHODE DE FOCHIER. — Voir : *Abcès de fixation* (p. 9).

MÉTRORRAGIE. — Sérum gélatiné (p. 230).

MIGRAINE. — Pulvérisations révulsives (p. 196).

MINÉRALISATRICE (médication). — Principe de la méthode. — Redonner à l'organisme les sels minéraux qu'il a perdus, *reconstituer l'équilibre du plasma sanguin* (Alb. Robin).

Nature des médicaments. — Après avoir mis l'estomac en état, par exemple en donnant, cinq minutes avant le repas, dans un cachet :

Sulfate de potasse	5	centigr.
Azotate de potasse	5	—
Bicarbonate de soude	30	—
Poudre d'yeux d'écrevisse	25	—
Poudre d'ipéca	1	—

pour un cachet. F. s. a. dix cachets semblables.

Puis traitement par étapes :

Prescrire : 1° des *poudres salines,* dans lesquelles les sels se retrouvent dans les *cendres du sang total.*

Chlorure de sodium	27	grammes.
— de potassium	2	—
Phosphate de soude	4	—
— de potasse	2	—
— de chaux	1	—
— de magnésie	1	—
Sulfate de potasse	2	—
Bicarbonate de soude	11	—
Carbonate de fer	1	—
Poudre d'hémoglobine	5	—

Divisez cette quantité en quatre-vingts cachets. Prendre deux cachets avant le déjeuner et le dîner, pendant trois semaines à un mois.

2° L'administration de fer :

Tartrate ferrico-potassique	10	centigr.
Poudre de rhubarbe	5	—
Magnésie calcinée	5	—
Extrait de quiquina	10	—

pour une pilule. Prendre une pilule au commencement du déjeuner et du dîner.

L'addition de la magnésie a pour but de remédier au déficit magnésien constaté dans le sang et dans l'urine de la plupart des anémiques.

Ou bien, pour aller plus vite, associer 1° et 2° dans la *thériaque minérale* aux principes minéraux, associés à des matières organiques pour faciliter l'assimilation :

Chlorure de sodium	15 gr.
— de potassium.	10 —
Phosphate de soude	13 —
— de potasse.	6 —
Glycérophosphate de chaux.	1 —
— de magnésie . . .	1 —
Sulfate de potasse	1 — 50 centigr.
Carbonate de fer.	0 — 50 —
Poudre d'hémoglobine	2 — 50 —
Glycérophosphate de fer	15 —
Jaune d'œuf.	15 —
Lactose	10 —
Caséine	5 —
Poudre de fèves de Saint-Ignace. .	1 —
Poudre de rhubarbe	4 —

100 grammes.

Mêlez très exactement et divisez en cent paquets.

Dose. — Un paquet avant le déjeuner et un avant le dîner ; augmenter progressivement suivant le degré de la tolérance stomacale, jusqu'au *maximum de six par jour*.

3° Joindre comme régime : jaune d'œuf, viande de bœuf, pois, lentilles, épinards, fraises, aliments les plus ferrugineux.

Enfin, vin de Bourgogne comme base de la boisson ; couper avec eau minérale ferrugineuse *Renlaigue*, source Rouge de *Saint-Nectaire*, qui renferment aussi du chlorure de sodium, ou avec eau de *Bussang*, de *Forges* ou de *Spa*.

Indications. — *Anémies plasmatiques* de la *tuberculose*, *phosphaturies*, *hémoglobinuries*, *albuminuries* fonctionnelles phosphaturiques, dyspeptiques, *anémies*, *chloroses*.

MORT APPARENTE. — Injections intraveineuses d'adrénaline (p. 122).

MORVE. — Maléine (p. 177); sérum antistrepto-coccique (p. 217).

MYÉLITE. — Séquardine (p. 205); transfusion nerveuse (p. 246); transfusion médullaire (p. 248).

Myélite syphilitique. — Injections épidurales (p. 113); lombaire (ponction) (p. 176).

MYXŒDÈME ou CACHEXIE PACHYDERMIQUE STRUMIPRIVE. — Suc thyroïdien (p. 237).

NAPHTOL β et α. — Antisepsie des voies digestives et respiratoires supérieures (p. 16); antisepsie de la peau (p. 49); injections intrapulmonaires (p. 119).

NAPHTOL - BISMUTH. — Antisepsie intestinale astringente (p. 44).

NÉPHRINE ou SUC RÉNAL, EXTRAIT DE REIN. — Principe de la méthode. — Comme l'a démontré Brown-Séquard, tout organe, toute cellule, sécrète un ou plusieurs produits utiles à l'économie. Lorsque l'organe fonctionne mal ou ne fonctionne pas, par suite d'altérations pathologiques, l'altération ou l'absence de la sécrétion favorable se fait sentir.

Il en est de même pour le rein.

Nature du médicament. — On a employé le rein cru, ou à peine grillé, en aliment, mélangé avec du bouillon tiède.

Dieulafoy a proposé la néphrine par la voie buccale, administrée en tablette d'extrait de rein fraîchement préparé, ou l'extrait obtenu par le procédé ordinaire.

Préparation. — Mêmes manipulations que pour les autres extraits d'organes : broyage de l'organe frais dans l'eau et la glycérine, filtrage à la bougie Chamberland sous pression d'acide carbonique, d'après la méthode de M. d'Arsonval.

Doses. — A. *Injections sous-cutanées.* — Un centimètre cube pour chaque injection trois fois par jour.

B. *Tablettes.* — 30 centigrammes, trois fois par jour, au moment des repas.

Effets. — *Chez les sujets sains*, phénomènes peu tranchés : polyurie légère, modifications du taux des phosphates et des chlorures. Toutefois, il y a un rapport étroit entre ces effets et la néphrine introduite dans l'organisme, car ils cessent en même temps qu'on arrête la médication.

Chez les malades, la médication par l'extrait de rein se manifeste par les effets suivants :

1º Diurèse indubitable; cependant dans la polyurie de la néphrite interstitielle, l'urine devenant moins copieuse, c'est donc d'une régulation qu'il s'agit;

2º Diminution ou cessation de l'albuminurie (40 pour 100) (Schiperovitsch);

3º Relation inversement proportionnelle de la quantité et de la densité de l'urine;

4º Présence fréquente de leucocytes;

5º Disparition des symptômes, anxiété, dyspnée, céphalalgie, prurit;

6º Retour des accidents après un certain temps par la cessation du traitement;

7º Action coagulatrice (Gilbert, Carnot).

Mode d'action. — La rénothérapie agirait comme un antitoxique, et neutraliserait les toxines en circulation dans l'économie.

Indications. — La néphrine a son indication marquée principalement dans les *néphrites* diverses, et aussi dans les *affections cardiaques,* si souvent compliquées de *congestion rénale.*

NÉPHRITES. — Antisepsie intestinale (p. 38) ; antisepsie simple (p. 40); antisepsie évacuante (p. 42); badigeonnages sudorifiques et diurétiques (p. 67); glycérophosphates (p. 105); néphrine (p. 181); séquardine (p. 205).

NERVEUSE (transfusion). — Voir : *Transfusion nerveuse* (p. 246).

NEURASTHÉNIE. — Bains froids (p. 68); douche ascendante (p. 90); glycérophosphates (p. 105); phosphorique (médication acide) (p. 191); séquardine (p. 205); spermine (p. 231); transfusion nerveuse (p. 246); sérum artificiel (p. 224); injections sous-cutanées (p. 225).

NÉVRALGIE. — Pulvérisations révulsives (p. 196); séquardine (p. 205).

Névralgie intercostale, lombaire. — Injections épidurales (p. 113).

NÉVRITE OPTIQUE. — Séquardine (p. 205).

NITRATE D'ARGENT. — Antisepsie des voies respiratoires inférieures (p. 33).

NITRITE. — **Nitrite d'amyle dans la pneumonie.** — PRINCIPE DE LA MÉTHODE. — Nouveau traitement proposé pour la pneumonie (Ch. Hayem), le nitrite d'amyle modifierait la circulation.

NATURE ET DOSE DU MÉDICAMENT. — Une à deux inhalations chaque jour : 15 gouttes sur une compresse renouvelée jusqu'à concurrence de 50 et même de 100 gouttes en l'espace de 3 à 5 minutes.

MODE D'ACTION. — N'agirait pas sur le pneumocoque, mais faciliterait la circulation pulmonaire et la reprise des exsudats.

EFFETS. — Ceux du nitrite d'amyle : rougeur de la face allant jusqu'à la cyanose (méthémoglobine), accélération, petitesse du pouls.

INDICATIONS. — Essayé dans la *pneumonie* avec résultats favorables, dans la *tuberculose* sans grand avantage.

Nitrite d'éthyle. — Voir : *Hypotensive (médication)* (p. 109).

Nitrite de sodium contre la syphilis. —

PRINCIPE DE LA MÉTHODE. — Les propriétés bactéricides de ce sel ont fait penser à l'appliquer au traitement de la syphilis (Petrone, de Naples).

NATURE DU MÉDICAMENT. — Le nitrite de sodium en solution à 2 à 3 p. 100.

MODE D'ADMINISTRATION. — Voie sous-cutanée.

DOSE. — De 0,05 à 0,50 graduellement, en deux injections chaque jour.

EFFETS. — A. *Locaux.* — Un peu de douleur à l'injection et un peu d'empâtement.

B. *Généraux.* — Rétroversion des accidents syphilitiques.

INDICATIONS. — La *syphilis* rebelle aux traitements habituels. Voir : *Hypotensive (médication)* (p. 109).

OBÉSITÉ. — Glycérophosphates (p. 105) ; suc thyroïdien (p. 237).

OCCLUSION INTESTINALE. — Lavage de l'intestin (p. 160).

ŒDÈME. — Déchloruration (méthode de) (p. 88).

Œdème du poumon. — Suc pulmonaire (p. 235).

ONCTIONS. — Voir : *Antisepsie de la surface cutanée* (p. 50).

ONYXIS. — Voir : *Cuivre* (p. 86).

OPOTHÉRAPIE. — Voir : *Organothérapie et Sucs.*

OR. — PRINCIPE DE LA MÉTHODE. — L'or se place à côté du mercure par son rang de classification chimique. On peut donc penser à le substituer à ce dernier.

. NATURE DU MÉDICAMENT. — On a proposé l'or sous forme de bromure d'or, en pilules par exemple.

DOSE. — On n'emploie guère que quelques milligrammes du composé aurique.

MODE D'ACTION ET EFFETS. — Le bromure d'or agit d'une façon spécifique, analogue au mercure.

ACCIDENTS. — Du délire, de l'excitation cérébrale, de la salivation, peuvent résulter de l'emploi des sels d'or; le bromure n'est pas exempt de ces accidents d'aurisme.

INDICATIONS. — Le mercure reste toujours le médicament de choix dans le traitement de la syphilis. On doit toujours commencer par lui; mais lorsqu'il ne rend pas ce qu'on en attend, on peut essayer d'autres corps, de l'or par exemple. Voir : Cuivre (p. 87); Nitrite de sodium (p. 109).

ORGANOTHÉRAPIE. — Cardine (p. 81); entérokinase (p. 97); néphrine (p. 181); ovairine (p. 185); séquardine (p. 205); suc ganglionnaire (p. 232); suc gastrique (p. 232); suc hépatique (p. 232); suc mammaire (p. 233); suc médullaire (p. 233); suc pancréatique (p. 234); suc prostatique (p. 235); suc pulmonaire (p. 235); suc splénique (p. 235); suc surrénal (p. 236); suc thyroïdien (p. 237); suc thymique (p. 237); transfusion nerveuse (p. 246); transfusion médullaire (p. 248).

ORGELET. — Levure de bière (p. 174).

OSTÉITE. — Gylcérophosphates (p. 105).

OSTÉOMYÉLITE. — Collargol (p. 83); levure de bière (p. 174).

OVAIRINE. — PRINCIPE DE LA MÉTHODE. — Si la sécrétion interne testiculaire représente le produit mâle, l'ovairine ou extrait ovarique représente la production femelle.

NATURE DE L'AGENT THÉRAPEUTIQUE ET PRÉPARATION. — L'agent thérapeutique consiste dans la glande ovarienne de femelles d'animaux, mise en extrait glycériné au 1/10.

MODE D'ADMINISTRATION. — On l'injecte sous la peau, ou bien séché en pastilles.

DOSE. — La quantité varie de 1 à 1 cc. et demi par jour pour les injections, et de 40 centigrammes à 1 gr. 20 de substance ovarienne desséchée en capsules.

MODE D'ACTION. — La sécrétion interne de l'ovaire est suppléée par les injections.

EFFETS. — Mêmes effets qu'avec l'extrait orchitique (p. 205).

INDICATIONS. — Bien qu'on puisse employer l'ovairine aux mêmes usages que la séquardine (p. 205), le suc ovarien se trouverait plus particulièrement indiqué dans les *troubles nerveux consécutifs à l'ovariotomie*, à *l'hystérectomie*, et dans diverses manifestations de l'*hystérie*, *troubles de la ménopause, de la puberté, dysmenorrhée*.

OXYDE JAUNE. — Voir : *Injections sous-cutanées antisyphilitiques* (p. 133).

OZONE. — PRINCIPE DE LA MÉTHODE. — On a attribué à l'ozone une part dans les résultats des cures d'air. Il s'en développe par l'oxydation de la térébenthine dans les bois de sapins, fait qu'on peut vérifier à l'aide du papier ozononoscopique. La foudre, l'étincelle électrique, fait aussi naître de l'ozone. De là, l'idée d'employer l'ozone en thérapeutique (D. Labbé, Oudin).

NATURE DE L'AGENT THÉRAPEUTIQUE. — On se sert de l'air chargé d'ozone à l'aide de fortes décharges électriques.

Des appareils spéciaux permettent au malade de respirer le gaz qui s'échappe de l'appareil. Cet appareil se compose d'un tube en verre dans lequel ont lieu les décharges produites par une machine statique de petit modèle. L'air entre par une ouverture et sort ozonisé par une autre ouverture.

DOSE. — On fait des séances d'un quart d'heure environ qu'on renouvelle.

EFFETS. — A. *Immédiats.* — Parfois légère sensation ébrieuse.

B. *Tonification générale.* — Augmentation de nombre des globules rouges ; augmentation de la force au dynamomètre.

INDICATIONS. — C'est le traitement des états de faiblesse organique : *anémie, tuberculose, coqueluche,* etc.

PANCRÉAS. — Suc pancréatique (p. 234).

PANCRÉATOKINASE. — Voir : *Entérokinase* (p. 97).

PARALYSIES. — Glycérophosphates (p. 105) ; suggestion (p. 243) ; transfert (p. 245) ; transfusion nerveuse (p. 246) ; transfusion médullaire (p. 248).

Paralysie agitante. — Lombaire (ponction) (p. 176) ; séquardine (p. 205) ; transfusion nerveuse (p. 246) ; transfusion médullaire (p. 248) ; streptocoxine (p. 231).

Paralysie pseudo-hypertrophique. — Séquardine (p. 205).

PÉRITYPHLITE. — TYPHLITE. — Antisepsie intestinale (p. 38) ; antisepsie simple (p. 40) ; antisepsie évacuante (p. 42) ; lavage intestinal (p. 160) ; lavements antiseptiques (p. 43).

PERMANGANATE DE POTASSE. — Antisepsie des voies digestives et respiratoires supérieures (p. 20).

PESTE. — Sérum antipesteux (p. 215).

PHÉNATE DE MERCURE. — Injections sous-cutanées de sels mercuriels solubles (p. 137).

PHÉNIQUE (ACIDE). — Antisepsie interne générale
(p. 15); antisepsie des voies digestives respiratoires
supérieures (p. 18); antisepsie des voies respiratoires
inférieures (p. 26); inhalations (p. 25); vaporisations
(p. 26); solution mère (p. 52); antisepsie de la peau
(p. 52); bains antiseptiques (p. 52); antisepsie des
mains (p. 52); antisepsie du champ opératoire (p. 55);
solution glycérinée (p. 55).

PHÉNOSALYL. — Antisepsie des voies digestives
et respiratoires supérieures (p. 18); injections nasales
(p. 21).

PHLÉBITE. — Anticoagulante (médication) (p. 13).

PHLEGMATIA. — Anticoagulante (médication)
(p. 13).

PHOSPHATURIE. — Glycérophosphates (p. 105);
minéralisatrice (médication) (p. 178).

PHOSPHORE. — *Médication phosphorée.* L'emploi
du phosphore, principalement sous forme d'*huile
phosphorée*, se prescrit à l'intérieur.

PRINCIPE DE LA MÉTHODE. — Cette méthode a pour
but d'agir d'abord sur les os et ensuite sur le système
nerveux. Il y aurait action antitoxique sur les toxines
productrices du rachitisme.

NATURE DU MÉDICAMENT :

Nº 1. Phosphore.	1 à 5 centigr.
Huile d'amandes douces	q. s. pour dissoudre.
Huile de foie de morue.	100 grammes.

DOSE. — Selon l'âge, par cuillerées à café ou à dessert, 2 ou 3 fois dans la journée. Préférer les solutions
faibles aux fortes.

M. Edward Ellis recommande une autre formule :

N° 2.   Phosphore. . . . .   6 centigr.
          Huile de de foie morue. . . . .   30 grammes.

Laisser reposer 15 jours dans un endroit frais et sombre, et ajouter :

.   Huile de girofle . . . .   V gouttes.

Donner de cette préparation 5 gouttes, 3 fois par jour, dans une émulsion d'amandes.

L'huile de foie de morue peut être remplacée avantageusement, pour les médecins qui mettent sur son compte les troubles digestifs, par une huile ordinaire où par un autre corps gras.

Trousseau avait, il y a déjà longtemps, donné le *beurre phosphoré*.

On a dans le même but présenté la *lipanine,* qui n'a peut-être pas aussi bon goût.

D'après M. le professeur Luigi Conatti, pour obtenir une bonne dissolution du phosphore dans l'huile de foie de morue, on doit procéder de la manière suivante [1] :

N° 3.   Phosphore pur. . . . .   10 centigr.
          Éther. . . . .   10 à 15 grammes.

Faire dissoudre complètement.
Ajoutez :

Huile d'amandes douces . . . .   25 à 30 grammes.

Agiter ensemble pendant 2 ou 3 jours, puis chauffer légèrement au bain-marie à 50 ou 60°, pour favoriser la dissolution, dans un ballon de Erlenmayer fermé.

Incorporer la solution concentrée à :

Huile de foie de morue. . . . .   1 litre.

---

[1] L. Concetti, *la Cura del phosphoro nel rachitismo.* (*Rivista critica di pediatrica,* vol. I, fasc. 1, p. 25; janvier 1903.)

Chaque 100 *grammes* de cette huile phosphorée contient 1 *centigramme de phosphore.*

Distribuer en bouteilles de 100 grammes et boucher hermétiquement.

En cas de répugnance ou d'intolérance à l'huile de foie de morue, même préparation avec l'huile d'amandes douces ou l'huile d'olive; au besoin émulsionner.

N° 4.	Phosphore.		1 centigr.
	Lipanine.		30 grammes.
	Sucre blanc pulvérisé	aã	
	Gomme arabique en poudre .		15 —
	Eau distillée.		40 —

pour faire une émulsion.

Une cuillerée à café par jour.

Dose. — 1 *cuillerée à café* d'huile phosphorée, ou la quantité correspondante d'une émulsion, soit 1/20 *de centigramme* de phosphore par jour.

Mode d'action. — Le phosphore favoriserait la sclérose des os et par conséquent serait capable d'en arrêter l'inflammation. Il n'y a pas d'action vraiment spécifique.

Effets. — A longue échéance, les os reprennent leur état normal, et l'état général s'améliore.

Action tonique sur le système nerveux central.

Accidents. — Il faut surveiller les accidents gastro-intestinaux, fractionner les doses, suspendre quelque temps l'administration du médicament, pour éviter l'accumulation.

Veiller à ce que la préparation constitue un mélange bien intime sans dépôt de phosphore au fond, d'où absorption massive avec les dernières doses et intoxication.

Ne pas prescrire de doses suffisantes pour avoir à craindre le phosphorisme.

Parfois, il se produit des éruptions eczématiformes ou urticariennes sous l'influence du traitement.

INDICATIONS. — Le *rachitisme* (Max Kassowitz) surtout se trouve bien de la médication phosphorée.

On la prescrit aussi dans la *pneumonie* (Rochaz, Faria), dans la *neurasthénie* et comme tonique nerveux.

PHOSPHORIQUE (ACIDE). — Médication phosphorique acide.

PRINCIPE DE LA MÉTHODE. — L'*abaissement du taux de l'acidité urinaire* créait l'indication de remonter cette acidité, d'où prescription d'acide et, en particulier, d'acide phosphorique (Joulie, Cautru, Bardet).

NATURE DES MÉDICAMENTS. — Acide phosphorique en nature ou, en cas d'intolérance, phosphoglycérates acides.

DOSE. — 1 à 6 grammes d'acide phosphorique anhydre par jour, dilué à 1 gramme pour 100 cc., par fractions.

MODE D'ADMINISTRATION. — 1º Limonade pouvant remplacer le vin et être prise avec plaisir :

Acide phosphorique officinal	28 grammes.
Alcoolature d'orange.	20 —
Sirop de sucre.	250 —
Eau distillée q. s. pour faire	1 litre.

(BARDET.)

100 cc. de cette préparation contient un gramme d'acide anhydre, à condition que l'acide officinal employé soit exactement au titre de 35,4 % d'acide anhydre. La dose employée couramment d'acide phosphorique anhydre étant de 1 à 5 ou 6 grammes par jour, on fera prendre au malade de 1 à 6 demiverres ordinaires à boire, étant donné que le verre banal est d'une contenance de 200 cc.

2º Élixir fort agréable :

Blanc d'œuf.	60 grammes.
Acide phosphorique officinal	58 —
Eau distillée q. s. pour faire. . . .	400 cc.

(ADRIAN.)

Laisser en coction au bain-marie jusqu'à complète dissolution, filtrer, puis ajouter, lentement et en agitant, le mélange suivant :

Alcoolature d'orange. . . . . 200 grammes.
Sirop de sucre. . . . . 400 —
Compléter 1 litre avec de l'eau distillée.

On fait prendre au malade, au cours du repas, 10 à 15 cuillerées à café étendues d'eau pour remplacer la boisson habituelle.

Ou bien :

N° 3. Acide phosphorique officinal 17
      Phosphate de soude 34
      Eau distillée. 250
                                    (JOULIE.)

3 à 12 cuillerées à café par jour dans l'eau simple ou sucrée (Joulie).

Ou :

N° 4. Phosphoglycérate acide de sodium à
        90 0/0. . . . . 220 grammes.
      Acide phosphorique officinal de densité 1,35. . . . . 67 —
      Eau bouillie q. s. pour faire. . . . 1 litre.
                                    (BARDET.)

2 à 3 verres à liqueur par jour.
Ou simplement chez les intolérants :

N° 5. Phosphoglycérate acide de sodium à
        90 0/0. . . . . 220 grammes.
      Eau bouillie q. s. pour faire . . . . 1 litre.
                                    (BARDET.)

2 à 3 verres à liqueur par jour.

INDICATIONS. — *Neurasthénies* diverses, *dyspepsies hypoacides et hyperacides, arthritisme, rhumatisme, eczéma* (Cautru), *lymphatisme, rachitisme, cancers, tuberculose.*

CONTRE-INDICATIONS. — *Ulcération gastrique*, état inflammatoire du tube digestif : donner alors glycérophosphates acides (Bardet); *cirrhoses hépatiques*, *néphrites*, traitement arsénical (Cautru).

PHOTOTHÉRAPIE.

PRINCIPE DE LA MÉTHODE. — Utilisation thérapeutique des propriétés de la lumière calorifique, éclairante, chimique, naturelle ou artificielle.

D'où plusieurs variétés : *héliothérapie*, où la source lumineuse est le soleil; *photothérapie* proprement dite avec une lumière artificielle.

1º **Héliothérapie.**

Bains de lumière solaire directe.

Stations, dans le Tyrol, d'exposition permanente à la lumière solaire, le corps nu.

Bains de sable ensoleillé ou *arénation.*

En particulier, sable de mer chauffé au soleil.

INDICATIONS. — *Lymphatisme, scrofule, rhumatisme chronique, anémie, rachitisme.*

Bains de lumière concentrée. Photothérapie.

Une lentille simple sert à concentrer les rayons (Apers, de Constantinople).

Éclairage monochromique, lumière rouge. Emploi des rayons actiniques.

PRINCIPE DE LA MÉTHODE. — Ne laisser pénétrer que les rayons lumineux sans rayons chimiques de la lumière rouge, dans l'intention de gêner le développement des bactéries pyogènes.

NATURE DE L'AGENT. — La lumière rouge.

MODE D'ADMINISTRATION. — On interpose entre le patient et les prises de jour du verre rouge foncé aux fenêtres, tenture rouge aux murs, globe rouge sur la lampe qui sert à examiner, etc.

---

[1] Voir : L. Regnier, *Radiothérapie et photothérapie. Les Actualités médicales*, J.-B. Baillière et Fils.

MODE D'ACTION. — Les microbes de la suppuration seraient entravés dans leur développement.

EFFETS. — Atténuation des manifestations cutanées, amoindrissement de la fièvre de suppuration et diminution de complications possibles derechef, sédation nerveuse.

INDICATIONS. — *Variole* (Schoull), *scarlatine, rougeole, mélancolie, obsession* (Féré).

Lumière bleue, violette.

INDICATIONS. — Excitation mentale.

2º **Photothérapie.** — Selon l'utilisation de rayons calorifiques ou de rayons actiniques seuls ; de là : *photothermothérapie* et *photothérapie proprement dite.*

3º **Photothermothérapie.** — PRINCIPE DE LA MÉTHODE. — Se servir d'une source lumineuse comme source calorique.

NATURE ET MODE D'ADMINISTRATION. — Appareils divers munis de lampes électriques éclairantes et chauffantes à *barres photoélectriques.*

Appareil de Kellog, garni de lampes électriques incandescentes, avec réflecteurs de glace plane.

Appareil de Gaiffe et Ducretet, construit sur un principe analogue.

Ces appareils en forme de caisse permettent d'y enfermer le patient entier, la tête dehors, ou un membre seulement.

Appareil de Dowsing, à pouvoir calorique considérable.

Appareil de Winternitz, qui sert à projeter le faisceau lumineux chaud sur une région limite, pour le *bains de lumière concentrée.*

INDICATIONS. — Maladies par *ralentissement de la nutrition, diabète, tuberculose, affections nerveuses, artériosclérose, néphrite, goutte, rhumatisme, hystérie, chorée, neurasthénie.*

4° **Photothérapie proprement dite**. — On utilise l'*action lumineuse seule*, on élimine l'action calorifique.

Appareil de Finsen.

Appareils, plus simples, *de Foveau de Courmelles et Trouvé*, et *de Lortet et Genoud*.

Le principe sur lequel ces appareils sont construits est de concentrer les rayons lumineux et de les projeter sur une région.

Action. — Action bactéricide, action modificatrice sur les tissus, augmentée par la compression qui chasse le sang.

Indications. — *Lupus* (Leredde), *acné hypertrophique, kéloïde, pelade.*

PHYSIOTHÉRAPIE. — Voir : *Air chaud* (p. 12); *Froid* (p. 11); *Photothérapie* (p. 193).

PILOCARPINE. — Badigeonnages sudorifiques et diurétiques (p. 67).

PIPÉRAZINE. — Spermine. Voir : *Antiuricémique* (*médication*) (p. 56).

PLEURÉSIE. — Badigeonnages diurétiques et sudorifiques (p. 67); enveloppements humides (p. 97); lavements froids (p. 172).

Pleurésie purulente. — Abcès de fixation (p. 9); antisepsie des voies respiratoires inférieures (p. 25); inhalations (p. 25); médication interne (p. 30); collargol (p. 83).

PNEUMONIE AIGUE. — Abcès de fixation (p. 9); air chaud (p. 12); air froid (p. 11); antisepsie générale (p. 13); antisepsie des voies respiratoires et digestives supérieures (p. 16); antisepsie pulmonaire (p. 25); antisepsie par la médication interne (p. 30); antisepsie par élimination pulmonaire (p. 30); antisepsie par injections intratrachéales (p. 120) ; antisepsie par injections intrapulmonaires (p. 119); bains froids (p. 68); enveloppements humides (p. 97); lavements froids (p. 172); levure de bière (p. 174); nitrite d'amyle (p. 183); sérum antidiphtérique (p. 209); sérum antipneumonique (p. 215); sérum antistreptococcique (p. 217); sérum artificiel (p. 224); injections intraveineuses (p. 228).

POLLAKIURIE. — Injections épidurales (p. 113).

POLLUTIONS NOCTURNES. — Injections épidurales (p. 113).

POLYURIE. — Injections épidurales (p. 113); séquardine (p. 205).

PONCTION LOMBAIRE. — Voir : *lombaire (ponction)* (p. 176).

PRÉTUBERCULOSE. — Intensive (médication arsénicale) (p. 148).

PROSTATITE. — Antisepsie médicale des voies urinaires (p. 47).

PSEUDO-LEUCÉMIE. — Suc médullaire (p. 233); ferrugineux en injections sous-cutanées (p. 101).

PSORIASIS. — Intensive (médication arsénicale) (p. 148); suc thyroïdien (p. 237).

PUBERTÉ (TROUBLES DE LA). — Ovairine (p. 185).

PULVÉRISATIONS. — **Pulvérisations antiseptiques.** — Voir: *Antisepsie des fosses nasales* (p. 20); *Antisepsie des voies respiratoires inférieures* (p. 27).

Pulvérisations révulsives, stypage (Bailly [de Chambly]). — Principe de la méthode. — Méthode dont l'actualité tient aux substances nouvelles en usage pour obtenir la réfrigération révulsive.

NATURE DES MÉDICAMENTS. — On arrive à produire le
froid à l'aide de chlorures alcooliques : *chlorure de*

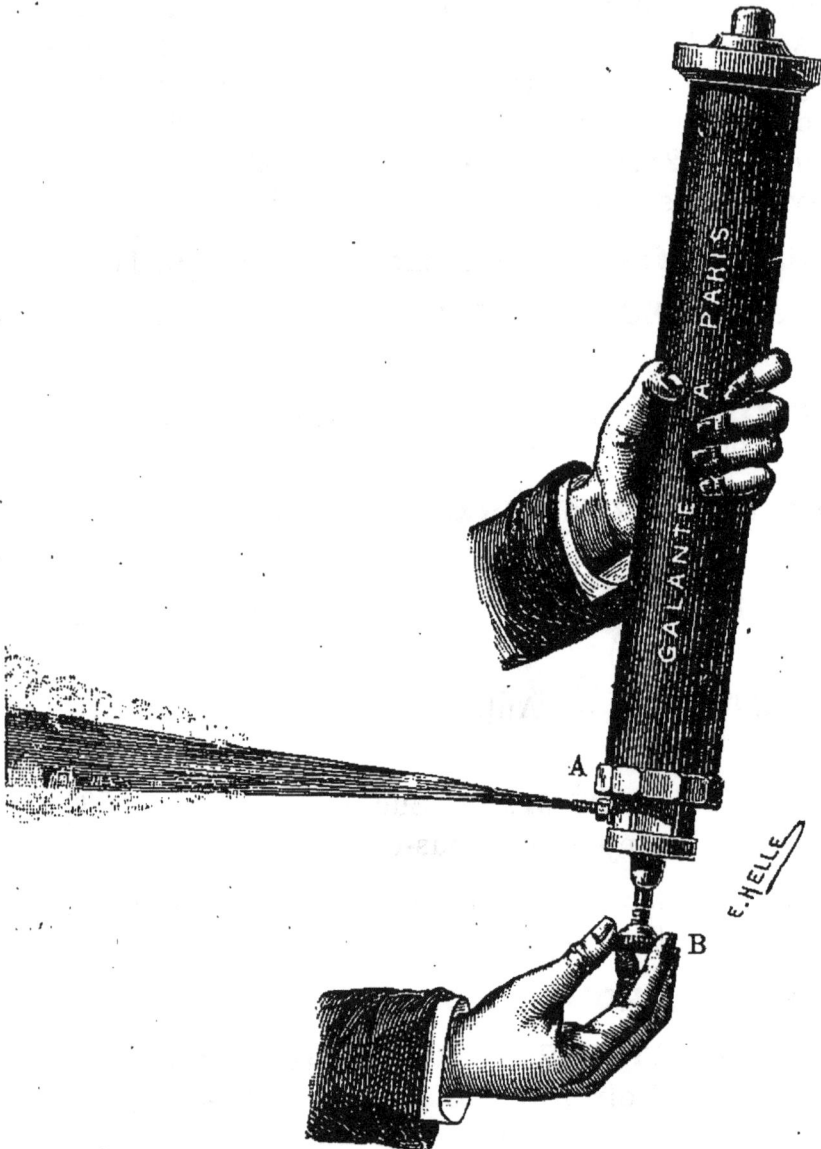

Fig. 19. — Appareil à chlorure de méthyle.

méthyle, *chlorure d'éthyle*, dont le passage de l'état
liquide à l'état gazeux développe un froid intense.

Le *menthol,* sous forme de *crayon migraine,* n'agit pas autrement.

MODE D'ADMINISTRATION. — Renfermés dans des récipients cylindriques métalliques parfaitement clos, ces chlorures sont lancés sous forme de douche et promenés sur les régions malades sans demeurer à la même place (fig. 19).

Le chlorure d'éthyle se manie plus facilement que le chlorure de méthyle. On le livre même dans le commerce dans des tubes ou des récipients en verre spéciaux (fig. 20); la chaleur de la main suffit à expulser le jet de liquide volatil. Dans l'emploi du chlorure de méthyle, pour éviter une congélation trop forte, on peut interposer une toile imperméable ou faire le *stypage.* Ce stypage consiste à lancer d'abord le liquide sur une boulette d'ouate, et à promener ensuite celle-ci tout imprégnée de givre à l'endroit voulu.

LIEUX D'APPLICATION. — Exclusivement sur la peau, sur le trajet des nerfs, sciatique, trifacial, etc.

MODE D'ACTION. — Anesthésie locale consécutive au froid intense.

EFFETS. — Immédiatement rougeur, puis blancheur de la peau jusqu'à l'aspect d'une raie de congélation, qu'on doit éviter. Douleur variable avec le degré de sensibilité des individus.

Fig. 20 — Ampoule pour la conservation du chlorure d'éthyle.

Ultérieurement, par réaction, la peau rougit; parfois formation de phlyctène, même possibilité d'eschare.

ACCIDENTS. — Éviter les muqueuses, yeux, vulve, les régions à peau délicate, organes génitaux, sous peine de produire de vrais vésicatoires et surtout des eschares.

INDICATIONS. — *Migraine, névralgies* de toutes espèces et de toute nature, sciatique, crurale, trifaciale. Les pulvérisations agissent encore par leur anesthésie pour les opérations rapides sur la peau, dans les diverses *interventions sur les dents*.

PYÉLITE, PYÉLO-NÉPHRITE. — Antisepsie médicale des voies urinaires (p. 47); néphrine (p. 181).

PYOHÉMIE. — Collargol (p. 83).

PYROPHOSPHATE DE FER CITRO-AMMONIACAL. — Ferrugineux par voie sous-cutanée (p. 101).

PYROPHOSPHATE FERRICO-SODIQUE. — Ferrugineux par voie sous-cutanée (p. 101).

QUINATE DE LITHINE, DE PIPÉRAZINE. —Voir : *Antiuricémique* (*Médication*) (p. 56).

QUINCKE (PONCTION DE) — Voir : *Lombaire* (*ponction*) (p. 176).

QUININE (SELS DE). — Chlorhydrate, bichlorhydrate, injections sous-cutanées (p. 144); injections intraveineuses (p. 144).

QUINOFORMINE. — Voir : *Antiuricémique* (*médication*) (p. 56).

RACHICOCAINISATION. — PRINCIPE DE LA MÉTHODE. — Obtenir une anesthésie suffisamment étendue sans toucher aux fonctions cérébrales, par injection directe de cocaïne dans le liquide céphalo-rachidien, d'où une imprégnation de la moelle.

NATURE DU MÉDICAMENT. — Actuellement la cocaïne.

DOSE. — 1 centigramme de chlorhydrate.

Chlorhydrate de cocaïne	1 centigr.
Eau distillée stérilisée	XX gouttes.

MODE D'ADMINISTRATION, TECHNIQUE. — 1° *Asepsie* de la peau de la région, savonnage, lavage à l'eau et à l'éther.

2° *Anesthésie locale* au chlorure d'éthyle.

Instrumentation. — Aiguille à mandrin de 7 à 8 centimètres de longueur.

MANUEL OPÉRATOIRE. — *Position :* le sujet assis le dos courbé, immobile.

Lieu d'élection. — Point *immédiatement au-dessus et un peu en dehors du bord supérieur de l'apophyse épineuse de la 4e vertèbre lombaire :*

1° Chercher avec le doigt le petit tubercule situé à la partie supérieure de la pointe de cette apophyse ;

2° Glisser l'aiguille le long du bord du doigt, c'est-à-dire à 1/2 ou à 1 centimètre de la ligne médiane ;

3° Premier point d'arrêt au milieu du ligament jaune, enfoncer alors de 2 à 3 millimètres ;

4° Retirer le mandrin. Il doit couler du liquide; sinon, réintroduire le mandrin, mais *ne pas pousser plus ;*

5° Laisser couler seulement quelques gouttes ;

6° Injecter XX gouttes de solution de cocaïne, représentant 1 centigramme ;

7° Retirer l'aiguille, obturer avec du collodion.

INCONVÉNIENTS. — Vomissements, céphalalgie 40 fois sur 100 (Doleris).

Contre les vomissements : faire manger, café.

Contre la céphalalgie : antipyrine 1 à 2 grammes, hyoscyamine 1/4 de milligramme, phénacétine 1 gramme, bromure de potassium en injections sous-cutanées.

Quelquefois rougeur de la face, sueur du cou.

Mode d'action. — *Analgésie* de la portion sous-diaphragmatique du corps et surtout pelvis et membres inférieurs, sans incontinence des sphincters, au bout de 5 à 15 minutes, durant 3 heures environ (Doléris).

Action sur l'utérus *ocytocique* (Doléris) et *hémostatique*.

Indications. — *Anesthésie chirurgicale* (Tuffier), pour les opérations au-dessous du diaphragme.

Toute *affection douloureuse sous-diaphragmatique* : *lumbago, névralgies diverses, douleurs fulgurantes du tabes, douleurs du cancer de l'utérus, accouchements* (Doléris, Porak).

Contre-indications. — *Artériosclérose, lésions cardiaques, emphysème.*

RACHITISME. — Glycérophosphates (p. 105); phosphore (p. 188); phosphorique acide (médication) (p. 191).

RADIOTHÉRAPIE. — Principe de la méthode. — Application thérapeutique des propriétés des rayons X[1], c'est-à-dire de la nature des rayons ultra-violets.

Nature de l'agent thérapeutique. — Les rayons X.

Mode d'administration, technique. — Appareil de radiographie et de radioscopie avec la précaution : 1° pour supprimer le champ magnétique, de garnir l'ampoule d'un anneau d'aluminium, relié au sol par un fil ou une chaîne aboutissant à un poids de métal; 2° pour avoir le rayon parallèle, d'interposer un écran de plomb percé d'un trou suffisant.

---

[1] Voir : L. Regnier, *Radiographie et radioscopie cliniques* et *Radiothérapie et photothérapie. Les Actualités médicales.*

Tube de 25 centimètres, à 10 centimètres de la région malade.

Séance de 5 minutes, puis 15 minutes, jusqu'à une demi-heure.

Faire une quinzaine à une vingtaine de séances, jusqu'à la production de dermatite; sinon, arrêter, puis reprendre.

MODE D'ACTION. — Action intime sur les tissus, sur la peau, accumulation de pigment dans les couches superficielles du chorion, tuméfaction des fibres collogènes avec dégénérescence basophile.

Action dépilante très énergique, précédée d'albinisme.

EFFETS. — Dermatite, suivie de modifications curatives.

INDICATIONS. — Lupus (Schiff et Freund) et dermatoses, *sycosis, favus, hypertrichose, eczéma* (F. Holland), *cancer* de l'estomac (Lemoine et Doumer [de Lille]), *cancroïdes, éléphantiasis* (Sorel), *tuberculoses, rhumatismes, arthrites suppurées.*

RADIUM. — MODE D'ADMINISTRATION. — Les sels de radium, soit incorporés aux écrans fluoroscopiques (rayons Becquerel), soit même à l'intérieur.

EFFETS. — Action organoleptique influençant les néoplasmes.

INDICATION. — Sels employés pour la cure du *cancer.*

RAGE. — Vaccination rabique (p. 260).

RAYONS BECQUEREL. — Voir : *Radium* (p. 202).

RAYONS RÖNTGEN (RAYONS X). — Voir : *Radiothérapie* (p. 201).

RÉSORCINE. — Antisepsie des voies digestives et respiratoires supérieures (p. 19); antisepsie laryngée par badigeonnages (p. 25); vaporisations (p. 28).

RHUMATISME ARTICULAIRE CHRONIQUE. — Citron (jus de) (p. 82); glycérophosphates (p. 105); séquardine (p. 205); sérum de Trunecek (p. 230).

RHUMATISME CÉRÉBRAL. — Bains froids (p. 68).

ROUGEOLE. — Antisepsie générale (p. 14); antisepsie des voies digestives et respiratoires supérieures (p. 16); antisepsie des voies respiratoires inférieures (p. 25); antisepsie de la peau (p. 49); badigeonnages antifébriles (p. 60); bains froids (p. 68); drap mouillé (p. 91); injections sous-cutanées de quinine (p. 144); lavements froids (p. 172); photothérapie, lumière rouge (193).

SALICYLATE DE BISMUTH. — Antisepsie intestinale (p. 44); astringente (p. 44).

SALICYLATE DE MAGNÉSIE. — Antisepsie intestinale (p. 38); évacuante (p. 42).

SALICYLATE DE MERCURE. — Injections sous-cutanées de sels mercuriels solubles (p. 136).

SALICYLIQUE (ACIDE). — Antisepsie interne générale (p. 14); antisepsie des voies digestives et respiratoires supérieures (p. 16); instillations intratrachéales (p. 147); vaporisations (p. 28).

SALOL. — Antisepsie des voies digestives et respiratoires supérieures (p. 18); antisepsie intestinale (p. 38); simple (p. 40); antisepsie des voies urinaires (p. 47).

SANG (LAVAGE DU). — Voir : *Sérum artificiel* (p. 224). Trois lavages (méthode des) (p. 250).

Sang défibriné en lavements. — Principe de la méthode. — Le sang, agent tonique, a des incónvénients par voie sous-cutanée ; on tente de l'introduire par le rectum.

NATURE DE L'AGENT THÉRAPEUTIQUE, PRÉPARATION. — Voici, d'après M. Antiq, le *modus faciendi :* sang de bœuf provenant d'animaux dont l'état de santé était parfaitement sûr. Une fois battu, le sang est conservé dans des flacons d'un 1/2 litre.

DOSE. — 125 grammes, administrés matin et soir.

Les flacons conservés en lieu frais, on les fait chauffer au bain-marie au moment voulu. Garder le lavement le plus longtemps possible, essayer même de le conserver complètement. Dans le cas de coliques légères, lavement évacuant quelques instants auparavant, ou, si cela ne suffit pas, ajouter trois ou quatre gouttes de laudanum.

Le traitement se fait par séries : lavements pendant 8 jours, interruption une semaine; reprendre 8 jours encore, et ainsi de suite. Plus tard, période de temps plus considérable entre chaque série.

MODE D'ACTION. — Action tonique.

EFFETS. — Augmentation du nombre des globules, de leur valeur, de leur teneur en hémoglobine, amélioration de l'état général.

INCONVÉNIENTS. — On ne peut prolonger la médication sans risquer d'irriter la muqueuse rectale. Quelques interruptions parent à cet inconvénient.

INDICATIONS. — *Anémies, chlorose* avec *déglobulisation du sang, anémie pernicieuse, pseudo-leucémie, leucémie.*

Voir : *Injections sous-cutanées* (p. 146).

SANGSUE (EXTRAIT DE). — Voir : *Anticoagulante (Méthode)* (p. 13).

SARCOME. — Sérum antinéoplasique (p. 215); suc ganglionnaire (p. 232); suc médullaire (p. 233).

SATURNISME. — Encéphalopathie satur-nine. — Bains froids (p. 68).

Colique saturnine. — Injections épidurales (p. 113).

SAVONNAGES. — Voir : *Antisepsie de la bouche* (p. 20) ; *Antisepsie de la surface cutanée* (p. 49).

SAVONS ANTISEPTIQUES. — Antisepsie de la peau ; antisepsie des mains (pp. 49, 51) ; antisepsie du champ opératoire (p. 54).

SCARLATINE. — Antisepsie générale (p. 13) ; antisepsie des voies digestives et respiratoires supérieures (p. 16) ; antisepsie de la peau (p. 49) ; badigeonnages antifébriles (p. 60) ; bains froids (p. 68) ; drap mouillé (p. 91) ; injections sous-cutanées de quinine (p. 144) ; lavements froids (p. 172) ; photothérapie (p. 193).

SCIATIQUE. — Glycérophosphates (p. 105) ; injections épidurales (p. 113) ; ponction lombaire (p. 176) ; pulvérisations révulsives (p. 196).

SCLÉROSE EN PLAQUES. — Séquardine (p. 205).

SCORBUT. — Glycérophosphates (p. 105) ; sérum artificiel (p. 224) ; injections sous-cutanées (p. 226).

SÉNESCENCE. — Glycérophosphates (p. 105) ; séquardine (p. 205) ; spermine (p. 231) ; transfusion nerveuse (p. 246).

SEPTICÉMIE. — Abcès de fixation (p. 9) ; collargol (p. 83).

SÉQUARDINE ou EXTRAIT TESTICULAIRE. — Première en date (1889) des *médications par les extraits organiques* (méthode de Brown-Séquard, *organothérapie*) (Combe)[1], opothérapie.

---

1. Ch. Éloy, *la Méthode de Brown-Séquard*, J.-B. Baillière, édit.

Principe général de la méthode. — Ce serait, d'après Brown-Séquard, l'utilisation de la *sécrétion interne* du testicule.

Ce n'est peut-être qu'une action antitoxique.

Nature de l'agent médicamenteux et mode de préparation. — Testicules gorgés de sang du bélier ou du taureau, ainsi que d'autres gros animaux fraîchement abattus. Nettoyage et section en tranches, macération des rondelles d'organes dans la glycérine neutre à 30°, dans la proportion d'un litre pour 1 kilogramme d'organe. Au bout de 24 heures, ajouter 1/2 litre d'eau salée à 5 p. 1 000. Filtrer une heure après au papier d'abord, puis on soumet le liquide à la filtration de la bougie sous pression d'acide carbonique de 30 à 90 atmosphères.

Mode d'administration et technique. — Par la *voie rectale, lavements invigorants, injections sous-cutanées,* diluées à moitié, sous peine de provoquer la douleur.

Dosage. — Chaque injection, au minimum *un demi-centimètre cube,* au maximum 3 *centimètres cubes* de l'extrait normal, compté non dilué.

Chaque jour de une à six injections.

En cas d'impossibilité, on administrera deux fois par semaine une dose de 4 à 8 cc. du suc testiculaire.

Durée du traitement : pas moins de 3 semaines consécutives ; interrompre momentanément, puis reprendre.

Mode d'action. — Accroissement de la vitalité et rétablissement des fonctions importantes.

Effets. — A. *Locaux.* — *Douleur* variable, *rougeur* avec *chaleur* de la peau ; en somme de la réaction inflammatoire.

B. *Généraux.* — 1° *Système nerveux et musculaire.* — On peut les résumer (Ch. Eloy) : *excitation, stimu-*

lation, tonification de toutes les fonctions psychiques et organiques du cerveau, de la moelle et du grand sympathique. Du côté du cerveau, accroissement des *facultés intellectuelles*, de la *sensibilité*, de la *motilité;* du côté de la moelle, renforcement des réflexes, en particulier dans la sphère des réservoirs, *défécation, miction, fonction génitale.*

2° *Système musculaire.* — Même augmentation de la force, constatée au dynamomètre.

3° *Sécrétion, circulation, température, nutrition, sang.* — En somme, *médicament dynamogène.*

INCONVÉNIENTS. — Lymphangites, abcès, phlegmons avec des liquides mal préparés.

Avec les lavements, irritation rectale (l'extrait n'est pas assez dilué).

INDICATIONS. — *Anémie simple* ou *posthémorragique, aliénation mentale,* surtout avec stupeur; *ataxie locomotrice, sclérose de la moelle,* en plaques, des cordons latéraux ou antérieurs, diffuse; *cachexie* de causes diverses, cancéreuse, tuberculeuse, palustre; *chorée, débilité sénile, diabète sucré* et *polyurie simple, fibromes utérins, goitre exophtalmique, gangrène pulmonaire, hystérie, incontinence nocturne d'urine, maladie d'Addison, maladies du cœur, artério-sclérose,* sclérose cardiaque; *maladies* du *foie,* de l'*estomac,* de l'*intestin,* de l'*utérus, du rein, albuminuries* diverses, *neurasthénie, névralgies, névrite optique, paralysie agitante, paralysie générale, paralysie d'origine variée, paralysie pseudo-hypertrophique, rhumatisme, sénescence.*

CONTRE-INDICATIONS. — *Décrépitude incurable,* certaines formes d'*aliénation mentale* et tous les cas particuliers où la déchéance est trop profonde, dans l'*épilepsie avec idiotie, gâtisme, porencéphalie,* etc.

SÉROTHÉRAPIE. — Voir : *Sérums.*

SÉRUM ANTIALCOOLIQUE (Sapelier, Thébault, Toulouse). — Préparation. — Sérum de chien alcoolisé.

Indications. — Alcoolisme.

SÉRUM ANTICANCÉREUX. — On a préparé des sérums d'animaux injectés avec des extraits de tumeurs.

On aurait eu des résultats. Voir : *Sérum antinéoplasique* (p. 215).

SÉRUM ANTICHARBONEUX (Silavo). — Essayé jusqu'ici exclusivement chez les animaux.

SÉRUM ANTICHOLÉRIQUE (Ransom). — Principe de la méthode. — C'est le même que celui qui a dirigé les esprits dans la sérothérapie antidiphtérique (p. 209).

Nature de l'agent thérapeutique. — Le sérum d'un animal immunisé constitue le remède à l'infection cholérique.

Préparation. — Il y a quatre étapes dans cette préparation :

1º Culture du bacille virgule dans de petits sacs de collodion renfermant de la peptone à 2 p. 100, placés dans le péritoine de cobayes ;

A la mort de l'animal, ensemencement d'un des sacs dans la peptone à 2 p. 100 additionnée de 2 p. 100 de gélatine et de 1 p. 100 de miel.

2º Extraction de la toxine cholérique sous forme de substance solide ;

3º Inoculation de cette toxine dissoute à l'animal, ou même à l'aide de cultures faibles non filtrées ou filtrées ;

4º Recueil du sang de l'animal immunisé, environ au bout de six mois.

Mode d'action. — Neutralisation de la toxine.

EFFETS. — L'antitoxine cholérique fait cesser les symptômes créés par la toxine.

INDICATIONS. — *Choléra.*

SÉRUM ANTICOQUELUCHEUX (Leuriaux). —

NATURE, PRÉPARATION. — Culture du bacille anticoquelucheux (?). Immunisation d'animaux.

EFFETS. — Atténuation des quintes et raccourcissement de durée de la maladie.

D'après Nobecourt, Variot, pas de résultats.

INDICATION. — *Coqueluche.*

SÉRUM ANTIDIPHTÉRIQUE où ANTITOXINE. —

NATURE, PRÉPARATION. — 1º Culture du bacille diphtérique, dans un courant d'air (Roux) ou d'oxygène (Aronson), ou simplement dans du bouillon de viande de cheval un peu faisandé.

2º La culture est filtrée sur un filtre en porcelaine non vernie (filtre Chamberland). Ce liquide contient le poison ou toxine diphtérique.

3º Deuxième partie de la préparation : injection au cheval, sous la peau du cou, d'abord de la solution de toxine affaiblie dans son pouvoir par l'addition d'une dose de solution iodo-iodurée, puis de solution toxique de moins en moins chargée d'iode et à doses de plus en plus fortes; l'animal arrive à résister à des injections de grandes quantités de toxine pure.

4º Jusqu'ici durée des injections à l'animal d'environ quatre mois; saignée, dont le sang reposé laisse séparer le sérum.

MODE D'ADMINISTRATION ET TECHNIQUE. — La solution antitoxique se présente sous l'aspect habituel du sérum, sans que rien puisse le faire distinguer à la vue.

Injections sous-cutanées. — C'est habituellement par la voie sous-cutanée qu'on fait pénétrer l'agent médicamenteux dans l'organisme.

À cet effet, on a besoin d'une seringue facilement démontable et stérilisable, et d'une contenance d'environ 20 centimètres cubes.

L'antisepsie de la région, paroi de l'abdomen, région interscapulaire, cuisse, étant assurée, la seringue aseptisée par l'ébullition dans l'eau bouillante, on pousse le liquide sous la peau qui se soulève en boule d'œdème.

Si l'on n'avait qu'une seringue de faible capacité, on aurait le désagrément de la recharger à plusieurs reprises, l'aiguille laissée en place.

La seringue retirée d'un mouvement brusque, un petit tampon d'ouate, agglutiné par la gouttelette de sérum entraîné dans la manœuvre, suffit à obturer le petit orifice.

Le badigeonnage des fausses membranes avec le sérum aurait un résultat favorable (Martin).

Injections intraveineuses. — Les indications des injections intraveineuses seraient :

1º Les formes malignes de la diphtérie;

2º Les diphtéries compliquées de broncho-pneumonie ou autres;

3º Les malades *in extremis;*

4º La toxémie diphtérique prononcée.

La voie buccale et la voie rectale annulent presque l'action.

Dosage. — *Dose curative :* 10 à 20 cc. chez l'enfant.

Dans les cas graves, il y a indication de faire une *médication antidiphtérique intensive,* de forcer les doses et de les doubler même.

Répéter l'injection au bout de 12 ou 24 heures, une ou deux fois, puis attendre un peu.

Injecter le plus tôt possible, injecter d'abord une dose forte, injecter sans attendre l'examen bactériologique.

Chez l'adulte, 30 à 40 cc.

Dose prophylactique, 5 à 10 centimètres cubes, selon l'âge.

A. Sérum antidiphtérique desséché (Bokenham). — Extrait sec dans le vide.

ADMINISTRATION. — Au moment de s'en servir, on dissout la tablette dosée dans l'eau tiède stérilisée préalablement.

B. Sérum antidiphtérique artificiel ou électrolytique (G. Smirnow)[1]. — On pourrait obtenir l'antitoxine artificiellement au moyen de l'électrolyse d'un bouillon de culture diphtérique.

Dans les cas de diphtérie grave, le sérum antidiphtérique *injecté dans les veines,* à doses élevées, jusqu'à 32 000 unités, aurait une action supérieure au même sérum injecté seulement sous la peau.

L'injection se pratique dans une des veines du pli du coude.

Chez une fillette, entre autres, qui avait reçu une injection sous-cutanée, se développa une broncho-pneumonie; l'injection intraveineuse amena la guérison rapide non seulement de la diphtérie, mais aussi de la complication pulmonaire.

C. Sérum antidiphtérique bactéricide (Wassermann). — Doué de vertus bactéricides.

MODE DE PRÉPARATION. — 1 gr. de bacilles diphtériques, desséchés et pulvérisés dans un mortier d'agate, est mélangé avec 20 cc. d'une solution à 0,1 pour 100 d'éthylène-diamine; on agite et on laisse reposer pendant vingt-quatre heures; on filtre ou l'on centrifuge. Le filtratum ou la centrifugation est un liquide transparent, jaunâtre, renfermant des principes extraits du corps des bacilles; injecté à la dose de 1 à 2 cc. au

[1] Dr L. Cavins, *the Lancet*, 20 décembre 1902.

lapin ou au cobaye, il tue ces animaux, qui succombent à une intoxication aiguë due à la toxine diphtérique.

Pour l'injecter à dose élevée aux animaux, on le mélange avec une quantité suffisante d'antitoxine diphtérique; cet extrait neutralisé est injecté aux lapins dans les veines.

Il n'est pas entré dans la pratique.

MODE D'ACTION. — L'antitoxine contenue dans le sérum agirait en neutralisant la toxine produite par le bacille diphtérique (théorie chimique); ou mieux l'antitoxine actionnerait, stimulerait (stimuline), les cellules de l'organisme, de telle sorte qu'elles puissent résister à la toxine (théorie vitaliste).

Quoi qu'il en soit de l'hypothèse, l'injection est suivie, chez les sujets auxquels on l'a faite, de phénomènes qui manifestent ses effets.

EFFETS DE LA SÉROTHÉRAPIE. — A. *Locaux.* — Localement les fausses membranes de la gorge au bout d'un temps plus ou moins long, vingt-quatre à quarante-huit heures environ, diminuent, se désagrègent, disparaissent.

Du côté du larynx, même amélioration, dévoilée par la plus grande facilité de la respiration.

Si la laryngite pseudo-membraneuse n'existe pas, elle ne se produit pas après l'application du traitement par le sérum.

B. *Généraux.* — La température, le pouls, la respiration, augmentés au-dessus de la normale, tendent à descendre vers celle-ci, plus ou moins rapidement selon les cas, parfois après une ascension passagère.

La transformation favorable du faciès frappe le plus les observateurs.

L'albuminurie serait modifiée en bien, quoique à ce sujet il y ait peut-être quelques réserves à faire. Les accidents graves signalés ont justement porté sur des reins, mais on n'a pas toujours fait la juste part de ce qui revient au sérum et de ce qui dépend de la diphtérie.

RÉSULTATS STATISTIQUES. — La sérothérapie se présente sous un jour très favorable. La mortalité, d'après la moyenne des statistiques publiées, n'excède guère 12 à 15 p. 100, au lieu de 40 p. 100 et plus, comme on l'enregistrait jadis.

La trachéotomie, qui ne donnait guère plus de 30 p. 100 de survie, en donne aujourd'hui 70 p. 100 : c'est la proportion renversée.

Le pourcentage de l'intubation subit la même modification heureuse. De plus on peut, le plus souvent, substituer l'intubation à la trachéotomie, par suite du peu de durée des accidents de croup.

INCONVÉNIENTS ET ACCIDENTS. — A. *Locaux.* — Du chef de l'injection, on a noté quelques abcès ou phlegmons. Une antisepsie rigoureuse de la peau, une asepsie soigneuse des instruments doivent parer à ces complications.

B. *Généraux.* — a. *Fièvre, phénomènes pseudo-méningitiques.* — L'activité de l'antitoxine peut se manifester par de la réaction fébrile; dans quelques cas, par de l'agitation et du délire, ainsi que par des convulsions, qui simulent la méningite, mais qui aboutissent à la guérison.

b. *Troubles cardiaques.* — Action dépressive sur le cœur du sérum antitoxique, mais modérée.

c. *Troubles gastro-intestinaux.* — Les vomissements et la diarrhée ont été signalés.

d. *Arthropathies.* — Soit sans, soit avec fièvre, quelquefois même 40° passés, peuvent apparaître des poussées du côté de diverses articulations; parfois l'aspect reproduit le rhumatisme articulaire aigu, mais limité à peu de jointures.

e. *Érythèmes.* — Une des conséquences assez fré-

quentes de l'injection de sérum consiste dans l'apparition d'érythèmes de nature diverse : précoces, ils
doivent être attribués au liquide injecté; tardifs, ils
dépendent du streptocoque surajouté. Ortiés, scarla-
tiniformes, morbilliformes, ces érythèmes revêtent
souvent l'aspect de l'érythème polymorphe, souvent
avec mélange d'éléments ortiés. On a observé le purpura avec ou sans épistaxis, et l'érysipèle même.

f. Néphrites. Anurie. — La sérothéraphie porterait
peut-être atteinte aux reins, et certains auteurs l'accusent de provoquer assez souvent la néphrite. On n'a
peut-être pas assez fait la part qui revient dans ce
processus à la diphtérie elle-même, et celle qui appartient à la toxine.

Le *sérum chauffé* donnerait lieu à bien moins d'accidents.

INDICATIONS THÉRAPEUTIQES. — *Diphtérie,* comme
usage curatif.

*Le sérum antitoxique n'est que le spécifique de la
diphtérie vraie à bacille de Löffler.*

Il a son maximum d'effet dans les cas traités dès
le début, dans les diphtéries non associées. Dans les
angines d'emblée toxiques, il semble peu actif (Variot).

Dans les diphtéries mixtes (bacille de Löffler et
autres microbes), son action se montre beaucoup moins
efficace.

Dans les angines pseudo-membraneuses non diphtériques (angine à streptocoque, à staphylocoque, à
pneumocoque, etc.), l'antitoxine ne porte pas. Le remède est spécifique, mais non panacée.

Le sérum pourrait avoir une action sur la paralysie
diphtérique, soit qu'il l'améliore, soit qu'il l'empêche.

On a encore employé le sérum antidiphtérique dans
d'autres affections : affections oculaires, *diphtérie ocu-*

laire, conjonctivite granuleuse, asthme, tétanos, gangrène, ozène, coqueluche, pneumonie (Talamon), lèpre.

Comme usage prophylactique, on doit injecter le sérum dans les agglomérations surtout d'enfants, hôpitaux (service de rougeole, de scarlatine), pensionnats et même dans les familles (Netter, Guinon, Richardière, etc.).

SÉRUM ANTINÉOPLASIQUE (Doyen). — INDICATIONS. — *Néoplasmes, sarcômes, cancers non opérables.*

SÉRUM ANTIPESTEUX. — PRINCIPE DE LA MÉTHODE. — Immunisation par un sérum d'animaux immunisés (Yersin).

NATURE DU MÉDICAMENT, PRÉPARATION. — 1º Culture du bacille pesteux en un sac de collodion dans le péritoine des cobayes, et ensemencement dans la gélatine à 1/2 pour 100 (Roux).

2º Injection de la culture aux chevaux, à plusieurs reprises, après réaction fébrile.

3º Prise de sérum au bout d'un an; plus tôt, il n'est que préventif et non curatif.

MODE D'ADMINISTRATION. — Injections sous-cutanées.

DOSES. — *Préventif :* 10 cc. tous les dix jours.

Curatif : 20 à 30 cc. d'un coup. Renouveler jusqu'à effet.

Injecter le plus tôt possible.

EFFETS. — Disparition de la fièvre, diminution des ganglions.

Guérison : 70 pour 100.

INDICATION. — *Peste.*

SÉRUM ANTIPNEUMONIQUE. — PRINCIPE DE LA MÉTHODE. — L'idée est d'arriver par l'injection de produits provenant du pneumocoque à donner l'immunité.

NATURE DE L'AGENT THÉRAPEUTIQUE. — Tantôt on recourt au sérum d'animal préalablement immunisé, tantôt on prend celui d'un convalescent pneumonique.

A. Sérothérapie animale. — NATURE DE L'AGENT THÉRAPEUTIQUE, PRÉPARATION. — On immunise un animal par des procédés qui peuvent varier.

La pneumotoxine (Foa, G. et F. Klemperer), obtenue par la précipitation des cultures à l'aide de sulfhydrate d'ammoniaque ou d'alcool absolu, injectée en solution à petites doses et modifiée par la chaleur, produit presque sans réaction l'immunité chez les lapins.

Le même résultat s'obtient par des inoculations répétées du virus atténué vieux ou de faibles doses de virus fort.

Les produits antitoxiques ne se développent qu'après quelque temps.

On peut utiliser aussi (Lava) des extraits glycérinés d'organes d'animaux immunisés.

MODE D'ADMINISTRATION. — Injection sous-cutanée.

DOSE. — 4 à 9 cc. de sérum de sang de lapin immunisé ou d'extrait de viscères, ou 4 à 5 cc. de sérum de chien dans les mêmes conditions.

MODE D'ACTION. — Celui des sérums immunisés.

EFFETS. — A. *Locaux*. — Presque nuls.

B. *Généraux*. — L'influence du sérum se marque sur le pouls, qu'il modère.

La résolution apparaîtrait hâtivement.

B. Sérothérapie humaine (Audeoud). — NATURE DE L'AGENT THÉRAPEUTIQUE, PRÉPARATION. — Il s'agit plutôt d'hémothérapie.

Du sang est extrait de la veine, au pli du coude, chez un convalescent.

MODE D'ADMINISTRATION. — A l'aide d'une seringue

de Pravaz stérilisée, ce sang en nature est injecté au pneumonique en traitement. M. Audeoud a pratiqué aussi la transfusion directe.

LIEU DE L'INJECTION. — Tissu cellulaire de la cuisse.

DOSE. — 2 à 3 cc.

EFFETS. — La crise pneumonique succéderait à l'injection au bout de treize à quinze heures, et la chute définitive est hâtée.

SÉRUM ANTISTAPHYLOCOCCIQUE (Capman).

— PRÉPARATION. — Injections aux animaux de toxines staphylococciques ou leucocytine (Van der Velde).

MODE D'ACTION. — Empêche la leucocytine d'altérer les leucocytes.

INDICATIONS. — Toutes les affections à staphylocoques.

SÉRUM ANTISTREPTOCOCCIQUE. — PRINCIPE DE LA MÉTHODE.

— Utiliser contre les affections streptococciques un sérum immunisé contre la streptococcie.

NATURE DE L'AGENT MÉDICAMENTEUX. — Le sérum employé provient d'animaux : chevaux, ânes, préalablement immunisés par des innoculations de cultures virulentes de streptocoque.

DOSE. — On emploie chez l'adulte de 10 (Marmorek) à 20, à 60 cc. (H. Roger, Charrin), et chez l'enfant 5 cc., ou desséché en tubes de 10 cc.

MODE D'ACTION. — D'après les expériences de M. H. Roger, le sérum antistreptococcique n'agirait pas sur l'organisme, il porterait son action sur le microbe, action atténuante ou empêchante, suivant la dose et les conditions du moment.

EFFETS. — Sous l'influence du sérum antistreptococcique, la marche des affections à streptocoque subit un arrêt qui mène à la guérison; l'*action préventive* serait plus *manifeste*.

La température baisse, parfois assez rapidement, mais aussi seulement après un certain temps, trente-six heures par exemple, et reste à la normale au bout de soixante heures.

Les autres symptômes généraux s'amendent de même.

La rétrocession des lésions locales suit; dans la fièvre puerpérale, les lochies fétides redeviennent normales; dans l'érysipèle, la plaque cutanée se rétrécit; dans les angines à fausses membranes, celles-ci ne se reproduisent plus, n'envahissent plus et se détachent.

INDICATIONS. — Toutes les infections à streptocoque, et en particulier *fièvre puerpérale, érysipèle* des adultes, *érysipèle* des nouveau-nés, *angines pseudo-membraneuses à streptocoque.*

On a essayé dans le *cancer*, mais principalement en injections dans le néoplasme même (Emmerich).

On a montré la guérison du *charbon* chez les cochons d'Inde.

Le *lupus*, la *tuberculose*, la *morve*, la *syphilis* même ressortiraient à ce sérum.

On l'injecterait préventivement contre les complications de la rougeole, de la scarlatine.

SÉRUM ANTISYPHILITIQUE. — A. **Sérothérapie animale** (P. Tommasoli). — PRINCIPE DE LA MÉTHODE. — La syphilis semblant bien être une maladie essentiellement humaine, on a pensé que le sang des animaux possède un pouvoir bactéricide pour le virus syphilitique.

NATURE DE L'AGENT MÉDICAMENTEUX. — Sang d'agneau, de veau, de chien ou de lapin, dont on recueille aseptiquement le sérum.

MODE D'ADMINISTRATION. — Voie sous-cutanée.

LIEU D'ÉLECTION. — A la fesse.

DOSE. — Injections renouvelées, mais espacées, de

2 à 8 cc. chacune, parfois tous les jours, ou bien tous les deux ou trois jours.

Mode d'action. — Le sérum animal créerait un état réfractaire.

Effets. — A. *Généraux*. — Après l'injection, *ascension* thermique pouvant atteindre 40°. Cette réaction fébrile dure peu. Parfois le malaise, la céphalalgie, qui peuvent apparaître quelques heures après l'injection, par suite de l'existence de la fièvre, simulent l'influenza.

On a noté des signes de dépression, avec sensation de faiblesse, pâleur de la face ou shock.

B. *Locaux*. — Localement, il peut se former un peu d'induration.

Des éruptions ortiées apparaissent à la peau.

Résultats. — Les accidents syphilitiques s'amenderaient et disparaîtraient rapidement (Tommasoli, Ed. Cottorel), sans qu'on adjoigne aucun autre médicament, ni mercure, ni iodure. La guérison serait durable. La méthode a été contestée (Kulmann, Mazza).

B. **Sérothérapie humaine** ou **syphilotoxique** (Pellizari). — Principe de la méthode. — Le sérum provenant du sang d'un syphilitique est supposé bactéricide.

Nature de l'agent médicamenteux. — On tire du sang à des sujets syphilitiques, et l'on en prend le sérum exsudé (Pellizari).

Un autre procédé consiste à faire d'abord passer ce sérum par un animal, dont on extrait du sang et du sérum (Mazza). Cette manière de faire combine les deux méthodes de sérothérapie (Ch. Richet).

On fait l'injection huit jours après l'inoculation du chien.

Dose. — Injections répétées tous les trois jours, puis tous les jours, à la dose de 1/2 à 1 cc. chaque fois.

Effets, résultats. — On ne peut encore donner que des conclusions d'attente.

SÉRUM ANTITÉTANIQUE. — Principe de la méthode. — On cherche par le sérum d'animaux immunisés à arrêter la maladie.

Nature de l'agent thérapeutique, préparation. — La culture tétanique filtrée contient le poison tétanique. Il faut d'abord obtenir un animal immunisé, soit en choisissant la poule, espèce réfractaire, et en lui inoculant de fortes doses de poison tétanique, soit en prenant des animaux non réfractaires qu'on immunise. On y arrive par des injections progressives de poison tétanique mélangé au trichlorure d'iode, ou à la solution de Gram à raison de 5 de poison pour 1 de solution.

Mode d'administration. — Injection sous-cutanée.

Dose. — 10 cc. comme préventif; beaucoup plus comme curatif, 50 et 100 cc.

Effets. — Jusqu'ici, *action préventive;* action curative plus problématique. Voir : *Injections paranerveuses* (p. 127).

Indications. — Le *tétanos,* mais agir *le plus tôt possible.* Comme prévention dans les plaies souillées par des chevaux.

SÉRUMS ANTITUBERCULEUX. — A. **Sérum naturel d'animal.** — Principe de la méthode. — Par l'injection de sang ou de sérum d'animaux généralement réfractaires à la tuberculose, faire passer cet état réfractaire chez le malade.

Nature de l'agent médicamenteux. — Sang de chèvre (S. Bernheim), de chien (Richet et Héricourt), ou sérum.

Mode d'administration. — Injections sous-cutanées (sérum) ou profondes (sang).

B. **Sérum d'animal rendu réfractaire.** — Nature de l'agent médicamenteux. — A un animal, chien, âne, cheval (Marigliano), on injecte les substances toxiques retirées des cultures pures de tuberculose humaine.

Mode d'administration. — Voie sous-cutanée.

C. **Sérum humain**. — Principe de la méthode. — On emprunte (Bloch) le sang à un congénère du malade, indemne de tuberculose, y semblant réfractaire, non syphilitique, et autant que possible arthritique.

D. **Sérum tuberculiné** (Boinet, de Marseille). — Principe de la méthode. — Rendre l'organisme réfractaire à l'aide d'un sérum modifié par les produits solubles du microbe.

Nature de l'agent, préparation. — Sur une chèvre bien portante, injections sous-cutanées de tuberculine; la réaction passée, on prélève du sang dont on tire le sérum.

Mode d'administration. — Injections sous-cutanées.

E. **Sérum et vaccin antituberculeux** (A. Marmoreck). — Nature de l'agent thérapeutique. — Au lieu de partir de la tuberculine, qui ne serait que toxine préparatoire, on part de la *tuberculine-réaction*, obtenue par culture de bacilles primitifs sur sérum leucotoxique du veau et de bouillon de foie glycériné. On immunise les animaux et on prend leur sérum.

Pour le vaccin on ajoute au sérum antituberculeux des bacilles traités par le sérum leucotoxique et chauffés.

Mode d'administration, dose. — Injections sous-cutanées; 10 à 15 cc.

Indications. — *Tuberculose* sous toutes les formes.

SÉRUM ANTITYPHOIDIQUE. — Principe de la méthode. — Produire un état réfractaire au bacille typhique ou neutraliser ses produits.

Nature de l'agent thérapeutique. — Sérum d'animal inoculé avec des cultures typhiques.

PRÉPARATION DU SÉRUM. — En deux temps : 1° culture en milieu liquide du bacille d'Eberth, à virulence exaltée (Chantemesse), dans un milieu spécial, macération à froid de rate et de moelle osseuse additionnées d'une petite quantité de sang défibriné; 2° inoculations fractionnées, soit avec une culture de virulence moyenne d'un animal: mouton (Peiper), chien (F. Klemperer et E. Lévy); soit de la toxine obtenue par filtration, cheval (Chantemesse).

MODE D'ADMINISTRATION. — Injections sous-cutanées.

DOSE. — Quotidiennement 20 centimètres cubes de sérum de chien immunisé suffisent comme dose habituelle. *Injecter le plus tôt possible.*

MODE D'ACTION. — Neutralisation du poison typhique ou stimulation des éléments anatomiques.

EFFETS. — A. *Locaux.* — On n'aurait pas encore noté d'érythème ni d'albuminurie.

B. *Généraux.* — A partir du 3e jour après le début des injections, on verrait se produire une rémission matinale de la fièvre. Vers le 2e ou le 3e septénaire, la température redeviendrait normale.

INDICATIONS. — *Fièvre typhoïde.*

SÉRUM ANTIURINEUX OU ANTICOLIBACCILLAIRE (Albarran-Mosny). — Sérum d'animaux vaccinés contre le bactérium coli.

INDICATIONS. — *Infections urinaires.*

SÉRUM ANTIVARIOLIQUE. — PRINCIPE DE LA MÉTHODE. — Théoriquement, comme déjà l'avaient montré Maurice Raynaud et George M. Sternberg, la possibilité de cette immunisation variolique est réelle. Elle a été tentée par M. J.-J. Kingoun (de Washington); mais les faits mis en avant méritent confirmation [1].

---

[1] J.-J. Kingoun, *Abstract of sanitary reports* (U. S. Marine hospital service), vol. X, n. 3. Washington, 18 janvier 1895.

NATURE DE L'AGENT MÉDICAMENTEUX. — Sur un veau vacciné, après la fin de tous les phénomènes locaux, on prélève par une saignée un litre de sang, qu'on laisse reposer pour en retirer le sérum.

Ce sérum, filtré, privé de tout élément cellulaire, est capable, à la dose de 2 cc., de rendre inerte 1 cc. de lymphe vaccinale, comme on peut s'en assurer par des inoculations sur les animaux.

MODE D'ADMINISTRATION. — Injections sous-cutanées.

DOSE. — 15 à 30 cc., selon l'intensité de l'éruption variolique (Kingoun).

INDICATIONS. — *Variole.*

SÉRUM ANTIVENIN. — PRINCIPE DE LA MÉTHODE. — L'immunité envers les morsures de serpents s'obtiendrait par l'emploi du sang de l'animal dangereux. Ce serait le moyen même par lequel chaque reptile venimeux est préservé contre sa propre morsure ou celle des congénères (Physalix).

NATURE DE L'AGENT THÉRAPEUTIQUE. — On utilise le sang du serpent en nature ou seulement en sérum.

MODE D'ADMINISTRATION. — L'injection sous-cutanée est le mode d'emploi préféré (Fraser).

Toutefois la friction sur la peau de l'homme avec la peau d'un serpent récemment tué serait suffisante à protéger contre les accidents, d'après les faits recueillis aux Indes orientales (Stokvis).

DOSE. — A. *Prophylactique.* — On injecte des doses fractionnées.

B. *Curative.* — 20 centimètres cubes autour de la morsure après ligature du membre.

ACTION. — Il y aurait plutôt action chimique que physiologique.

EFFETS. — A. *Locaux.* — Ceux des injections sous-cutanées de sérum.

B. *Généraux*. — Quelquefois réaction fébrile.

Le sujet est immunisé non seulement contre le venin du reptile avec le sang duquel on l'a injecté, mais contre le venin des autres serpents.

INDICATIONS. — Avant ou après morsures de serpent, on peut employer la méthode.

SÉRUM ARTIFICIEL, SÉRUM PHYSIOLOGIQUE, SOLUTION D'EAU SALÉE.

— Sous le nom de *sérum artificiel*, on emploie des solutions salines en général à base de chlorure de sodium; leur emploi constitue un mode spécial de sérothérapie ou un succédané de la transfusion.

PRINCIPE DE LA MÉTHODE. — On a l'intention de compenser ainsi les pertes de sérum sanguin ou d'en diluer la toxicité.

NATURE DU MÉDICAMENT. — Variétés de formules, presque toujours solution de chlorure de sodium.

N° 1.   Chlorure de sodium. . . . . 7 grammes 50 centigr.
        Eau distillée stérilisée. . . . . . . 1 litre.

Sérum artificiel de M. J. Chéron :

N° 2.   Chlorure de sodium . . . . 20 grammes.
        Sulfate de soude. 80   —
        Phosphate de soude 40   —
        Acide phénique neigeux. 10   —
        Eau bouillie. 1000   —

Sérum de Huchard :

N° 2'. Phosphate de soude . . . . 10 grammes.
        Chlorure de sodium 5   —
        Sulfate de soude. . . . . 2 gr. 50
        Eau distillée. . . . . 100 grammes.

Sérum de Huchard, G. Lyon :

N° 3.   Chlorure de sodium . . . . }
        Phosphate de soude . . . . } ãã 1 gramme.
        Sulfate de soude. . . . . }
        Eau distillée stérilisée 100   —

Doses : 2 a 3 cc. par jour.

On a essayé l'*eau de mer* (Quinton, Julia et Hallion).
Tous les 3 jours, environ 10 grammes.
Solution de Ch. Hayem :

N° 4. Chlorure de sodium . . . . 5 grammes.
Sulfate de soude. . . . . 10 —
Eau bouillie. . . . . 1000 —

Cette solution permet des injections copieuses.
Galvagni (de Modène) a proposé :

N° 5. Chlorure de sodium . . . . 7 gr. 50 centigr.
Bicarbonate de soude . . . . 5 grammes.
Eau distillée bouillie q. s. pour. . . 1 litre.

Sérum de Cantani (de Modène) :

N° 6. Chlorure de sodium. . . . . 4 grammes.
Carbonate de soude. . . . . 2 —
Eau. . . . . 1 litre.

Sérum de Vaucaire :

N° 7. Chlorure de sodium pur . . . . . . 6 grammes.
Phosphate de soude . . . . 2 —
Eau stérilisée . . . . 1 litre.

ou concentré :

N° 8. Chlorure de sodium . . . . 1 gr. 50 centigr.
Phosphate de soude . . . . 5 grammes.
Sulfate de soude. . . . . 6 —
Eau distillée. . . . . 100 —

Sérum de Dujardin-Beaumetz :

N° 9. Carbonate de soude . . . .)
Sulfate de potasse . . . . } āāā 1 gramme.
Lactate de soude. . . . .)
Phosphate de soude . . . . 0 gr. 50 centig.
Chlorure de sodium . . . . 3 gr. 10 —
Eau distillée. . . . . 1 litre.

Sérum de Sapelier :

N° 10. Chlorure de sodium. . . . . 60 grammes.
Chlorure de potassium. . . . . . . 5 —
Carbonate de soude. . . . . 31 —
Phosphate de soude. . . . . 4 gr. 50 centigr.
Sulfate de potasse. . . . . 3 gr. 50 —
Eau distillée bouillie . . . . 1 litre.

Sérum de Bardet :

Nº 11. Chlorure de sodium. . . . .   1 grammè.
        Acide phénique. . . . .   0 gr. 50 centigr.
        Phosphate de soude. . . . .   3 grammes.
        Sulfate de soude   2   —
        Eau distillée   100   —

Sérum de Alb. Mathieu :

Nº 12. Sulfate de soude . . . .   6 grammes.
        Phosphate de soude.   4   —
        Chlorure de sodium.   1   —
        Glycérine. . . . .   20 cc.
        Eau distillée . . . . . q. s. pour 100 cc.

Sérum artificiel de Crocq (de Bruxelles), sans chlorure de sodium :

Nº 13. Phosphate neutre de sodium. . . .   2 grammes.
        Eau distillée.   100   —

Dose : 1 cc.

Les solutions de phosphates exigent une préparation récente; elles cultivent facilement des cryptogames.

Sérum de Roussel :

Nº 14. Phosphate de soude. . . . .   50 grammes.
        Eau distillée . . . .   1 litre.

A. **Injections sous-cutanées.** — TECHNIQUE. — On peut se servir des appareils Potain ou Dieulafoy, aseptisés, ou seulement du trocart de ces instruments, auquel on adapte un tube en caoutchouc, auquel on ajuste soit un irrigateur neuf stérilisé, soit un récipient quelconque aseptique qu'on puisse élever à une certaine hauteur.

Appareil de M. Burlureaux.

Appareil de Hallion et Carrion.

Seringue de Roux chez l'enfant.

1º Asepsie de la peau;

2º Injecter très lentement : durée, 20 à 30 minutes.

Lieux de l'injection. — Région interscapulaire, flancs, région inguinale, face interne des cuïsses.

Doses. — *Chez l'adulte,* en une fois 200 à 600 centimètres cubes. Renouveler une ou deux fois à une ou deux autres places, jusqu'à deux litres et demi par séance.

On a attiré l'attention sur l'*inconvénient des hautes doses,* à cause de la rétention des chlorures, et aussi de l'hydrémie possible, d'où *œdèmes, anasarque.*

Chez les enfants jeunes, pas plus de 10 centimètres cubes, répétés deux ou trois fois par jour, sous la peau des lombes ou dans le péritoine même.

Solutions à 37°. Chez les malades hypothermiques, 38° et même 39°; chez les hyperthermiques, 35° à 36°.

Filtrer sur du papier Berzélius stérilisé et plié triple.

Mode d'action. — L'eau salée agit comme succédané du sérum sanguin perdu par les selles diarrhéiques, par l'hémorragie, etc., et comme stimulant de la renovation globulaire.

Effets. — A. *Locaux.* — Réaction modérée.

B. *Généraux.* — *Augmentation de la tension vasculaire, suractivité des sécrétions, accroissement du nombre des hématoblastes chez les nourrissons.*

Parfois, et le plus souvent chez les sujets tuberculeux même avec des lésions latentes (Hutinel), *ascension thermique* de 1° à 2°5, *poussée congestive du côté des lésions tuberculeuses* comme la tuberculine.

Action toni-cardiaque, la diurèse.

Indications. — Toutes les affections où l'on a besoin de renouveler ou de remplacer une certaine quantité de sérum sanguin : *anémie grave, chlorose, hémorragies;* ne pas trop faire augmenter la tension vasculaire qui le reproduirait. La *gastro-entérite,* les *intoxications gastro-intestinales* des nourrissons indiquent les injections d'eau salée. Il en est de même dans les

différentes *affections cholériformes : choléra indien,
choléra nostras, dysenterie nostras* ou des pays chauds,
urémie.

B. Injections intraveineuses de sérum artificiel.

Chlorure de sodium.	6 grammes.
Hydrate de soude	50 centigr.
Eau stérilisée q. s. pour faire. . . .	1 litre.

dans un récipient stérilisé.

Dose de 1500 à 2000 centimètres cubes et même
2500 centimètres cubes.

Ou la formule déjà donnée :

Chlorure de sodium . . . . :	7 gr. 50 centigr.
Bicarbonate de soude	5 grammes.
Eau distillée bouillie q. s. pour. . .	1 litre.

(GALVAGNI, de Modène.)

Dose : 200 grammes de la solution.

Pour prévenir la coagulation du sang, dans les cas
de *collapsus cardiaque,* en particulier dans la *pneumonie.*

TECHNIQUE. — Au pli du coude, à la veine céphalique
ou une autre plus apparente; à la saphène. Asepsie
de la région.

1º Lancette, flambée ou mise à l'eau bouillante.
Sectionner la peau jusqu'à la veine; 2º ciseaux bien
coupants du bout, antiseptisés, pour sectionner latéralement la veine en V la pointe en bas. Veiller à ce
qu'un peloton graisseux sous-cutané ne vienne pas
obstruer l'ouverture faite; 3º petit trocart aseptique
introduit vers l'épaule, obstruant toute la section.

Pour la saphène : 1º disséquer légèrement; 2º charger sur la sonde cannelée.

Injection aussi dans les artères (artérioclyse).

Trocart relié à un tube de caoutchouc amorcé à
l'avance, laissant écouler le liquide contenu dans un
récipient un peu élevé.

Régler l'écoulement *très lentement.*

Lorsque toute la quantité voulue de liquide est introduite, retirer le trocart; pansement antiseptique et compressif sur la veine au-dessus de la plaie.

Pour une seconde injection, prendre une autre veine, ou seconde incision au-dessus de la première.

ACCIDENTS. — Pour les éviter, n'employer que des instruments et des solutions absolument stérilisés.

Embolie avec un liquide mal filtré,

Phlébite, thrombus (peu important).

Complications opératoires :

Chez les sujets gras, difficulté à rencontrer la veine, d'où section complète de la veine.

Dissection, prétexte de l'isoler.

MODE D'ACTION. — Plus de rapidité que les injections sous-cutanées.

EFFETS. — A. *Locaux.* — Peu de réaction immédiate; ultérieurement, un peu de phlébite adhésive.

B. *Généraux.* — Immédiatement, à la fin de la transfusion, le plus souvent, frisson.

Véritables *résurrections :* pouls relevé, la pression augmentée considérablement, cœur régularisé, diurèse.

INDICATIONS. — Dans le *choléra,* dans tous les cas à circulation ralentie, menace de *collapsus, hypothermie, anurie, atrepsie, pneumonie, diabète* (coma diabétique), on injecte des solutions de bicarbonate de soude (voir p. 122), ou la solution de Galvagni, *gastroentérite, scarlatine, urémie.*

C. **Lavements de sérum artificiel.** — On peut aussi substituer des lavements (P. T. Newstide) aux injections sous-cutanées, intrapéritonéales ou intraveineuses d'eau salée.

NATURE DE L'AGENT THÉRAPEUTIQUE. — Ajouter quelques gouttes de laudanum, afin de faire garder le lavement.

INCONVÉNIENTS. — Irritation de l'intestin.

SÉRUM GÉLATINÉ. — Principe de la méthode. — Modifier le sang, de façon à le rendre plus coagulable.

Nature du médicament :

Gélatine	1 gramme.
Chlorure de sodium pur.	30 centigr.
Eau distillée	50 grammes.

(Fulermann.)

Mode d'administration. — Injections sous-cutanées ou plutôt intravasculaires, intraveineuses (?).

Lieu d'élection. — Fesse.

Préparation. — Pasteuriser à 70° à plusieurs reprises et à plusieurs jours d'intervalle.

Ne pas élever davantage la température.

Dose. — 10 cc. à 50 cc.

Accidents. — Plusieurs cas mortels de *tétanos* ont jeté le discrédit sur la méthode.

Pour l'éviter, n'employer exclusivement que de la *gélatine de poisson* à l'exclusion des gélatines de cheval.

Indications. — *Anévrisme* de l'aorte, injection dans le sac anévrismal (Bacelli), injections intravasculaires (Lancereaux). *Hémorragies diverses,* métrorragies, melæna des nouveau-nés.

SÉRUM PHYSIOLOGIQUE. — Voir : *Sérum artificiel* (p. 224).

SÉRUM DE TRUNECEK.

Nature du médicament :

Sulfate de soude.	44 centigr.
Na Cl.	4 gr. 92 centigr.
Phosphate de soude	15 centigr.
Carbonate de soude.	21 —
Sulfate de potasse	40 —
Eau distillée stérilisée q. s. pour faire	100 cc.

Mode d'administration. — En injections sous-cutanées, quelquefois en lavements.

Doses. — 2 cc. (Lévi); augmenter de 1 cc. tous les deux jours jusqu'à concurrence de 5 cc.

En lavement, 35 cc.

Mode d'action. — Augmenterait la tonicité et diminuerait l'excitabilité de certains centres nerveux.

Effets. — Abaissement de la tension artérielle (Huchard) (?).

Indications. — *Artériosclérose, sclérose des gros vaisseaux, rhumatisme chronique, vertiges, troubles parésiques.*

SIDONAL. — Voir : *Antiuricémique (médication)* (p. 56).

SIPHON DE WEBER. — Antisepsie des voies respiratoires et digestives supérieures (p. 21).

SOZOIDOLATE DE MERCURE. — Injection souscutanée des sels mercuriels solubles (p. 138).

SPARTÉINE. — Badigeonnages antifébriles, spartéine (p. 63).

SPERMINE. — Voir : *Antiuricémique (médication)* (p. 56).

STREPTOCOCCINE (G. Dumont, de Lille). — Toxine même du streptocoque, employée comme antagoniste des accès convulsifs.

Indications. — On a surtout appliqué la méthode dans l'*hystérie,* la *paralysie agitante,* l'*épilepsie,* la *chorée.*

STYPAGE. — Pulvérisations révulsives (p. 196).

SUBLIMÉ. — Antisepsie médicale générale (p. 13); antisepsie des voies digestivss et respiratoires supérieures (p. 16); antisepsie de la peau (p. 49); anti-

sepsie des mains (p. 51); antisepsie du champ opératoire (p. 53); bains au sublimé (p. 50); paquets antiseptiques de M. Budin (p. 53); injection intrapulmo-
naire (120); injection intraveineuse (p. 138); injections
sous-cutanées antisyphilitiques (p. 138).

SUC GANGLIONNAIRE. — Extrait de ganglions
lymphatiques.

INDICATIONS. — *Leucémie, sarcome.*

SUC GASTRIQUE. — Gastérine (Frémont); dyspeptine (Hepp); porcine (Couder).

PRINCIPE DE LA MÉTHODE. — Suppléer au suc gastrique du malade par celui d'un animal.

NATURE DU MÉDICAMENT. — Suc gastrique naturel de
chien, à estomac isolé de l'intestin par la suture de
l'œsophage au duodénum. Suc gastrique naturel de porc
(Hepp), sans fermeture du pylore [1].

DOSE. — 80, 100 à 200 cc. par repas, au maximum,
momentanément, sous peine de fatigue stomacale; de
préférence, 2 ou 3 cuillerées à bouche ou 25 grammes,
ensemble 50 à 75 grammes.

Au fur et à mesure du repas.

Dans de la citronnade, de la bière.

EFFETS. — Dès la troisième ou quatrième dose,
diminution de la douleur, activité de la digestion stomacale et intestinale.

INDICATIONS. — *Dyspepsies gastriques, cancer de l'estomac, anémie, tuberculose.*

SUC HÉPATIQUE OU EXTRAIT HÉPATIQUE. —
PRINCIPE DE LA MÉTHODE. — Suppléer au fonctionnement insuffisant des cellules hépatiques.

NATURE DU MÉDICAMENT. — Extrait de foie.

---

[1] Hepp, *l'Opothérapie gastrique par le suc gastrique naturel de
porc* (*Gazette des hôpitaux*, 28 mai 1903).

Dose. — 60 centigrammes à 1 gr. 50.

Indications. — *Affections hépatiques, cirrhose.*

SUC INTESTINAL. — Voir : *Entérokinase* (p. 97).

SUC MAMMAIRE. — Principe de la méthode. — Favoriser la sécrétion mammaire ou le développement des glandes.

Nature du médicament. — Extrait liquide ou desséché de glande mammaire.

Dose. — De 0 gr. 40 à 1 gr. 50.

Effets. — Augmentation de volume des seins, sécrétion plus abondante.

Indications. — *Agalactie, puberté.*

SUC MÉDULLAIRE ou INJECTIONS D'EXTRAIT DE MOELLE OSSEUSE. — Principe de la méthode. — Basée sur le même principe que la méthode générale des autres injections d'extraits organiques, celle d'extrait de moelle osseuse a reçu récemment son application.

Nature du médicament. — On se sert de moelle osseuse d'animaux de boucherie. Ils doivent remplir les conditions de santé et de jeunesse nécessaires. On peut en faire un extrait liquide et l'injecter, ou bien donner le tissu en nature.

Dose. — 110 à 150 grammes et plus de moelle de bœuf ou de veau par ingestion stomacale, ou l'équivalent en extrait injectable, représente la dose quotidienne.

On fait encore prendre la moelle osseuse de la façon suivante : une cuillerée à soupe de moelle osseuse de veau ou de jeune bœuf, encore rose, broyée avec 3 cuillerées à soupe d'eau, le tout filtré et mélangé au lait (Combe).

Effets. — Les hématies augmentent de nombre

(de 1460000, 1860000 à 4000000); la proportion de l'hémoglobine croît dans le même rapport (de 28 à 30 p. 100 à 85 p. 100); la densité du sang s'élève (de 1038 à 1060). Les mégalocystes disparaissent.

Outre ces résultats hématologiques, les symptômes s'atténuent et disparaissent, et la guérison semble définitivement acquise.

Avec les hautes doses, un certain effet purgatif serait à craindre.

INDICATIONS. — Ce n'est jusqu'ici que dans l'*anémie pernicieuse* que la méthode a été essayée (Fraser, d'Edimbourg), dans la *leucémie* et la *pseudo-leucémie*, le *rachitisme* avancé. (Combe)

SUC PANCRÉATIQUE. — PRINCIPE DE LA MÉTHODE. — La médication pancréatique repose sur la théorie même du diabète pancréatique. Que le pancréas fournisse, comme le voudrait M. Lépine, un ferment glycolytique, qui, absorbé par les veines pancréatiques, se répandrait dans le sang pour y détruire le sucre, que la glande agisse de façon différente, le fait acquis c'est que son ablation ou sa destruction produit la glycosurie. Si donc on rend à l'organisme les substances élaborées par l'organe, on aura chance de rétablir l'état normal.

NATURE DU MÉDICAMENT. — La greffe sous-cutanée du pancréas a été la première tentative, puis on essaya les injections sous-cutanées d'extrait; on l'administra même par la bouche, sous forme d'extrait en tablettes, ou même en nature, en hachis.

Il y a une autre manière, c'est de donner le pancréas en sandwich (Combe, de Lausanne).

DOSES. — En injections sous-cutanées, une seringue suffit. En hachis, on donne 60 grammes de glande par jour.

Mode d'action. — L'action correspond au principe de la méthode.

Effets. — A la suite de la médication, la polyurie s'amende le plus souvent, parfois la glycosurie diminue, l'appétit augmente, la nutrition s'améliore, le poids du corps s'élève.

On n'a pas cependant la guérison absolue, et surtout il faut, pour maintenir l'amélioration, continuer la médication.

Accidents. — On a noté de la fièvre, des érythèmes.

Indications. — Ce n'est guère que le *diabète maigre* qui peut tirer quelque avantage de l'administration du pancréas.

SUC PLACENTAIRE. — Comme galactogène : 60 centigrammes à 1 gr. 80.

Indication. — *Lactation insuffisante.*

SUC PROSTATIQUE. — Doses. — 40 centigrammes à 1 gr. 20.

Indication. — A été essayé dans les *affections de la prostate.*

SUC PULMONAIRE. — Principe de la méthode. — Fournir au poumon malade la sécrétion interne du parenchyme, voilà le but.

Nature, préparation et administration de l'agent thérapeutique. — On hache des poumons d'animaux sains, on les mélange à de la glycérine et de l'eau, on filtre, on ramène l'extrait au dixième et on injecte sous la peau.

Indications. — Affections pulmonaires, *tuberculose, emphysème*, etc.

SUC RÉNAL. — Voir : *Néphrine* (p. 181).

SUC SPLÉNIQUE. — Principe de la méthode. — Le même que celui du suc médullaire.

NATURE DE L'AGENT THÉRAPEUTIQUE, DOSES. — La rate, broyée et réduite en extrait glycériné, est employée comme les autres organes.

INDICATIONS. — Comme le suc médullaire, le suc splénique s'adresse à l'*anémie*, à l'*anémie pernicieuse*, à la *leucémie*, à la *pseudo-leucémie*, à la *chlorose*, au *rachitisme*. On pourrait y penser dans le *sarcome*, le *cancer*, les *tumeurs lymphoïdes* (lymphosarcomes), les *tumeurs adénoïdes*.

SUC SURRÉNAL ou MÉDICATION CAPSULAIRE.

— PRINCIPE DE LA MÉTHODE. — On est guidé dans la médication capsulaire, ou emploi du suc surrénal, par la même idée directrice de l'organothérapie : remplacer un organe absent ou détruit par l'extrait du même organe emprunté à des animaux.

NATURE DE L'AGENT THÉRAPEUTIQUE ET PRÉPARATION. — Des capsules surrénales de bœuf ou de mouton broyées et mises en extrait glycériné au dixième.

DOSE. — *Extrait,* 20 à 40 centigrammes en une seule fois, 40 à 80 centigrammes en vingt-quatre heures, par la bouche ; ou extrait glycérine en injections sous-cutanées.

Adrénaline, solution forte à 1/1000 de chlorhydrate faible à 1/5000, à diluer souvent par moitié (Maure) pour usage externe, par gouttes pour inhalations, ou en badigeonnages (œil, larynx).

Injection hypodermique : 1/2 milligramme pour 1 cc. (Souques et Morel), ou le principe actif : l'*adrénaline* ou *rénaline*, $C^{10}H^{15}AzO^3$.

MODE D'ADMINISTRATION. — On injecte l'extrait sous la peau.

EFFETS. — Il y a modification de l'état général, mais surtout *vaso-constriction hémostatique* et hypertensive.

INDICATIONS. — On a fait l'essai de la médication

capsulaire dans la *maladie d'Addison* et dans le *dia-bète*.

L'*adrénaline* se prescrit dans les *hémorragies*, les *hémorroïdes*, les *hémoptysies* et toutes les *congestions* d'organes : œil, larynx.

SUC TESTICULAIRE. — Séquardine (p. 205).

SUC THYMIQUE. — Principe de la méthode. — Le thymus est un organe transitoire. On peut lui soupçonner une valeur au point de vue de la nutri-tion. C'est un peu empiriquement qu'on l'emploie dans ce but.

Nature du médicament. — On a utilisé surtout le thymus de veau ou celui de jeune mouton.

Mode d'administration. — On peut faire un extrait, comme avec les autres viscères, ou bien se contenter du thymus ingéré cru, en hachis.

Effets. — D'après les seuls faits publiés, on pour-rait observer des modifications de la nutrition; le poids a diminué chez quelques sujets, chez d'autres il n'y a eu que des effets peu marqués (Taty et Guérin, de Lyon).

Indications. — Jusqu'ici on n'a guère appliqué cette nouvelle médication qu'au *goitre exophtalmique*.

SUC THYROIDIEN. — Principe de la méthode. — Les faits expérimentaux d'ablation du corps thyroïde, les observations de myxœdème post-opératoire (Rever-din), les cas de myxœdème congénital ont montré l'importance du corps thyroïde par les accidents qui se développent lorsqu'il est absent pour une cause ou pour une autre, soit anatomiquement, soit fonction-nellement.

De là, l'idée de remplacer l'organe nécessaire par un emprunt aux animaux.

Nature de l'agent thérapeutique. — C'est pour

répondre à cette indication qu'on a essayé d'abord la greffe (Lannelongue), puis les injections sous-cutanées, péritonéales, intraveineuses (Pisenti) du suc thyroïdien, l'ingestion d'extrait glycériné, enfin l'administration du corps thyroïde en nature et cru ou légèrement frit (Lebreton); cette cuisson empêcherait les symptômes d'intolérance ou toxiques.

Pour les injections du suc thyroïdien de mouton, on broie une partie de corps thyroïde, trois de glycérine et une d'eau; et l'on soumet le tout à la filtration dans l'appareil de M. d'Arsonval, comme pour les autres préparations d'extrait organique.

Ces extraits doivent être fraîchement préparés et conservés peu de temps ensuite dans des flacons hermétiquement bouchés et à l'abri de la lumière. Autant que possible, ne pas se servir de flacon déjà entamé, à moins que ce soit dans la même journée.

On a signalé, M. P. Marie entre autres, l'erreur qui peut être commise lorsqu'on veut se procurer ces organes, à la place desquels on peut recevoir des ganglions lymphatiques ou des glandes sous-maxillaires.

Doses. — L'administration d'un lobe de mouton tous les quatre jours suffirait, 10 grammes par semaine (Bruns); au-dessus de cette dose on risque, sinon des accidents, tout au moins des symptômes d'intolérance. On voit alors la température s'élever à 38°, le pouls à 100 ou 112; il s'y joint une diurèse abondante, mais en plus de la céphalalgie, de la courbature dans les jambes et un peu d'insomnie (P. Marie), peu d'heures après l'ingestion de glande thyroïde.

Chez un mouton sain, MM. Chantemesse et R. Marie injectèrent 3 à 4 cc. d'extrait thyroïdien par semaine sans incident; mais, à la dose de 18 à 20 cc., la température s'éleva de 39 à 42°, et l'animal fut en proie à une agitation extrême, devint furieux et démolit tout dans son étable.

On doit continuer la prescription pendant très longtemps, avec des intervalles d'arrêt.

M. P. Marie indique la dose initiale d'un lobe tous les jours, pendant trois ou quatre jours, puis d'un lobe tous les trois, quatre ou cinq jours, suivant l'état général. Si la réaction est vive, comme il arrive chez certains malades, on peut suspendre le traitement pendant quinze jours ou trois semaines; l'action se continue, mais on ne peut cesser complètement le traitement sous peine de voir l'affection s'aggraver.

Chez l'enfant, on peut donner 20 centigrammes de corps thyroïde de mouton, légèrement cuit au beurre, écrasé dans du lait. Par semaine, on va jusqu'à 5 grammes (Bruns, Lebreton, Vaquez).

La *thyroéidine* (Wermerhen) est préparée avec du corps thyroïde dégraissé et pulpé, additionné de son double volume de glycérine, filtré au coton, puis précipité à l'alcool. La poudre ainsi obtenue pourrait se substituer aux extraits liquides ou à la glande en nature.

Dose. — On fait prendre cette thyroéidine à la dose de 10 à 30 centigrammes, soit dans une potion gommeuse, soit en poudre, en cachets ou même en pilules. Il ne faut pas faire les préparations longtemps à l'avance.

Mode d'action. — Vassale et Rossi[1], avec des injections intraveineuses de suc musculaire d'animaux privés de thyroïde, ont observé des phénomènes toxiques. Chez les animaux thyroïdectomisés, la toxicité de l'urine est augmentée; leur sérum détermine, s'il est injecté, des contractions fibrillaires.

La substance toxique sécrétée par la glande thyroïde

---

[1] Vassale et Rossi, *Riv. sperim. di frenol. e di medic. legale*, 1893.

a-t-elle son antidote dans la glande thyroïde, ou celle-ci sécrète-t-elle une autre substance, qui, en se fixant sur les éléments nerveux, empêche la première d'agir sur ceux-ci ? Il est difficile d'affirmer l'une plutôt que l'autre de ces deux hypothèses.

Effets. — A. *Chez les sujets sains.* — On ne sait pas bien si le corps thyroïde a un effet sur les individus sains ; il se peut que la connaissance de ces effets soit ancienne et soit cause du rejet du corps thyroïde de l'alimentation.

Il ne s'agit ici que de doses modérées ; mais, si l'on force les doses, on observe des accidents toxiques.

B. *Chez les malades.* — Les malades réagissent à la suite du traitement thyroïdien, selon l'affection dont ils sont atteints. Le résultat général est l'amélioration de leur situation ou même la guérison.

Au point de vue cérébral, il y a réveil des facultés intellectuelles ; l'intelligence se développe.

Au point de vue physique, il y a augmentation de la force musculaire et meilleure utilisation des mouvements.

Les fonctions organiques s'effectuent mieux : défécation, menstruation, urination. Disparition des œdèmes, perte de poids, parfois jusqu'à 17 kilogrammes.

Du côté de la croissance du sujet, de la pousse des cheveux, même amélioration.

Accidents. — A côté des effets favorables, on note quelques accidents : céphalalgie, anorexie, douleurs dans les membres, parfois symptômes cardiaques, sternalgie, syncope, cyanose, accélération ou ralentissement du pouls, accès convulsifs, surtout avec des doses élevées et répétées.

L'action nocive de la glande thyroïde semblerait porter sur le cœur.

Le suc thyroïdien agit, en somme, comme un poison

du cœur, et peut amener la mort par syncope (Ballet et Henriquez, Béclère).

Le traitement du myxœdème par l'usage interne de préparations fraîches de glandes thyroïdes de mouton n'est pas sans offrir certains dangers. On doit mettre une certaine circonspection dans leur administration.

A ce propos, M. Béclère fait remarquer que le pouls est le meilleur guide en pareil cas, que son augmentation en fréquence, plus encore peut-être sa mobilité, son instabilité, sous l'influence du moindre effort, comportent une contre-indication. On doit prescrire le séjour au lit, au moins le repos à la chambre; on doit éviter tout effort, tout mouvement capable d'augmenter brusquement le travail du cœur. Le suc thyroïdien, comme la digitale, semblerait avoir des effets cumulatifs. Il y aurait des variabilités dans les idiosyncrasies des malades à l'égard du traitement, ce qui force à des tâtonnements.

INDICATIONS. — Le *myxœdème* et toutes les affections dans lesquelles le corps thyroïde est absent soit réellement, soit fonctionnellement, relèvent de la médication thyroïdienne.

Pour le myxœdème, il semble qu'on soit en possession d'un remède spécifique.

Les accidents post-opératoires de la thyroïdectomie totale, qui aboutissent à la cachexie strumiprive, sont justiciables de la même méthode.

Si le chirurgien a le soin de ne pas pratiquer l'extirpation totale, il mettra le malade à l'abri de ces accidents.

Les lésions du corps thyroïde, ses dégénérescences quand elles arrivent à supprimer la fonction thyroïdienne, créent l'indication de la médication thyroïdienne; par exemple : le *goitre* kystique ou parenchymateux, la *sclérose*, le *sarcome*, le *cancer* du corps thyroïde.

On a essayé l'extrait thyroïdien dans le *goitre exo-phtalmique* (Eulenburg).

Par suite des rapports entre la menstruation et le développement du corps thyroïde, il est logique d'appliquer la même méthode au traitement des accidents de la *ménopause* (tachycardie, faiblesses, bouffées de chaleur, etc.).

Le suc thyroïdien semble donner de bons résultats dans l'*obésité*.

A l'aide d'injections sous-cutanées du suc thyroïdien à la dose de 50 à 75 centigrammes, MM. Charrin et Roger ont obtenu l'amaigrissement chez les animaux.

Chez l'homme, avec une dose d'un gramme du même liquide administrée soit par la voie sous-cutanée, soit par la voie stomacale, on observe de même une perte de poids notable. En trois mois, de 133 kilogrammes, le poids d'une malade est tombé à 115, environ 50 à 60 grammes par jour.

Pendant l'administration de l'extrait organique, on ne remarque aucun phénomène anormal, d'intoxication ou autre, sauf peut-être chez les myxœdémateux.

Pendant les suspensions de traitement, il y a suspension de l'amaigrissement.

On a essayé le suc thyroïdien dans un certain nombre de maladies cutanées. L'extrait thyroïdien ne doit pas être considéré comme le remède par excellence du *lupus*. Toutefois, ce médicament peut rendre de très grands services dans le traitement de cette maladie et être regardé comme un auxiliaire très utile des autres modes de thérapeutique dans cette affection. On pourrait rapprocher l'action médicatrice de l'extrait en question de celle de la lymphe de Koch ; l'extrait du corps thyroïde devrait être employé de préférence à cette lymphe qui a donné des accidents, tandis que l'emploi du suc thyroïdien s'est montré toujours inoffensif.

Les différentes maladies qui pourraient être traitées efficacement avec le suc thyroïdien seraient plus spécialement : la *tuberculose viscérale*, la *lèpre*, le *cancer*, l'*ichtyose*, la *sclérodermie pigmentaire*, le *psoriasis*.

SUC DE VIANDE CRUE. — Voir : *Zomothérapie* (p. 260).

SUCCINIQUE (ACIDE) et **SUCCINOGÈNES** (Caravias). — On a employé l'acide succinique comme bactéricide du bacille tuberculeux.

SUDORIFIQUE (MÉDICATION EXTERNE). — Voir : *Badigeonnages sudorifiques* (p. 67).

SUETTE MILIAIRE. — Bains froids (p. 68).

SUGGESTION. — PRINCIPE DE LA MÉTHODE. — On a bien combattu à Paris et à Nancy à ce sujet. Pour les uns, les phénomènes peuvent se passer chez des sujets sains; pour les autres, il faut des hystériques.

NATURE DE L'AGENT THÉRAPEUTIQUE, PROCÉDÉS. — La volonté du médecin agit seule sur le malade.

Chez des sujets très sensibles, on agit à l'*état de veille*, par un ordre impératif.

Chez les sujets moins sensibles, on a besoin de recourir à l'*état de sommeil provoqué*.

La provocation du sommeil artificiel exige un sujet qui y soit prédisposé. Les moyens à employer sont la fixation d'un objet brillant : glace, porte-plume métallique, etc.; le tic-tac d'une montre, d'un appareil électrique d'induction, le massage des globes oculaires, la pression du vertex, etc. ; quelquefois la simple fixation du regard suffit chez certains sujets.

Le malade endormi, on lui donne des ordres précis et on le réveille.

Les faits se passent en général exactement comme le médecin l'a prescrit.

Effets. — Malgré certaines résistances du sujet, il obéit aux ordres, et les manifestations hystériques dont on a commandé la guérison disparaissent.

Indications. — A la suggestion, mais chez des sujets suggestionnables seulement, ressortissent tous les *accidents hystériques*, surtout *locaux*.

La suggestion réussit aussi dans certaines formes d'*aliénation*, dans la *kleptomanie*, *monomanie*.

D'autres états nerveux, l'*incontinence d'urine*, céderaient à ce moyen.

SULFATE DE FER. — Ferrugineux par voie sous-cutanée (p. 101).

SULFURE DE CARBONE. — Antisepsie stomacale (p. 35).

SURMENAGE. — Glycérophosphates (p. 105) ; séquardine (p. 205).

SYPHILIS. — Antisepsie des voies respiratoires supérieures (p. 16) ; gargarismes (p. 18) ; antisepsie de la peau (p. 49) ; brome (p. 79) ; emplâtre au calomel de Quinquaud (p. 94) ; hyrgol (p. 111) ; injections mercurielles sous-cutanées (p. 129) ; injections mercurielles sous-cutanées insolubles (p. 129) ; injections mercurielles sous-cutanées solubles (p. 138) ; injections mercurielles intraveineuses (p. 125) ; injections sous-cutanées d'iodures (p. 141) ; intensive (médication) (p. 138) ; iodol (p. 133) ; méthode abortive (p. 125) ; nitrite de sodium (p. 184) ; sérum antisyphilitique (p. 218) ; traumaticine au calomel (p. 249) ; sérum anti-streptococcique (p. 217).

TABES. — Voir : *Ataxie locomotrice* (p. 58).

TANIN. — Antisepsie des voies respiratoires inférieures (p. 30); médication interne (p. 30); antisepsie intestinale (p. 44).

TANNIGÈNE. — Antisepsie intestinale astringente (p. 44).

TÉRÉBENTHINE (ESSENCE DE). — Antisepsie des voies respiratoires inférieures (p. 28); inhalation (p. 27); vaporisation (p. 28); médication interne (p. 30).

TÉTANOS. — Sérum antitétanique (prophylactique) (p. 220); injections paranerveuses (p. 127).

TÉTRANITROL. — Voir : *Hypotensive* (*médication*) (p. 109).

THÉRIAQUE MINÉRALE. — Voir : *Minéralisatrice* (*médication*) (p. 178).

THROMBOSE. — Anticoagulante (méthode) (p. 13).

THYMOL ou **ACIDE THYMIQUE.** — Antisepsie des voies digestives et respiratoires supérieures (p. 16); instillations intratrachéales (p. 147); vaporisations (pp. 27, 28).

THYMOLATE DE MERCURE. — Injections sous-cutanées de sels mercuriels insolubles (p. 137).

TIC DOULOUREUX. — Glycérophosphates (p. 105).

TRANSFERT. — Principe de la méthode. — Le principe est l'hypothèse d'un fluide nerveux.

Nature de l'agent médicamenteux, technique. — Pour faire le transfert, il faut deux choses : 1° un sujet sensible; 2° un aimant.

Le malade est mis dos à dos avec le sujet sensible; l'aimant est placé du côté de l'accident à transférer.

L'accident transféré au sujet sensible, on le fait disparaître, soit par l'application de l'aimant, soit par suggestion.

Mode d'action. — Certains auteurs ne voudraient voir là qu'un mode de suggestion.

La guérison possible de lésions organiques (!) rendrait plus difficile cette hypothèse.

Effets. — Outre l'effet local qui aboutit à la guérison, le sujet et même les deux sujets manifestent de la céphalalgie, parfois des phénomènes nerveux.

Indications. — Ce mode de traitement semblerait réservé à l'*hystérie* et à ses manifestations locales : *paralysies, contractures, anesthésies,* etc.

On l'aurait cependant appliqué à des affections plus profondes : à l'*ataxie,* à des *paralysies,* des *hémiplégies* de natures diverses, à la *paralysie* d'origine *diphtérique* (Luys).

TRANSFUSION. — Transfusion nerveuse ou **médication cérébrale.** — Principe de la méthode. — Comme dans toutes les médications par les extraits d'organe, la *médication cérébrale,* encore dénommée plus ou moins justement *transfusion nerveuse* (Constantin Paul), déjà implicitement indiquée par Brown-Séquard et M. d'Arsonval, repose sur les mêmes bases que la médication orchitique et sur la loi de biologie générale posée par Brown-Séquard, qui reconnaît à chaque organe, à chaque cellule, une sécrétion interne, récrémentitielle, utile au bon fonctionnement général. Nous verrons si ce principe est exact et si le mode d'action n'est pas différent.

Nature du médicament et préparation. — On coupe en petits morceaux 15 grammes de cervelle de mouton, prélevés sur les parties grises, circonvolutions, corps striés ; on les fait macérer quatre heures dans 5 fois leur poids de glycérine pure. On ajoute poids

égal d'eau et l'on filtre sous pression d'acide carbonique à 50 atmosphères. La préparation donne 150
grammes d'extrait cérébral au 1/10, conservable huit
à dix jours.

On peut aussi obtenir un liquide avec une macération d'une partie de cervelle pour 5 d'eau salée à
12 p. 100. Le produit ne se garde pas intact au delà
de cinq jours.

Dose. — Chaque injection est faite, une par semaine,
à 4 à 5 grammes de la solution préparée comme pré-
cédemment. On peut débuter par 2 grammes.

Mode d'administration. — Une seule voie, la voie
sous-cutanée, après *stérilisation* préalable de la seringue et de l'aiguille, de la peau, et *anesthésie locale*
au chlorure d'éthyle (Constantin Paul).

Après l'injection, tampon d'ouate hydrophile au
niveau de la piqûre.

Lieu d'élection. — On fait les injections hypodermiques, soit sur les côtés de l'abdomen, aux flancs,
à la région dorsale, aux lombes (Constantin Paul),
soit à la région sous-acromiale, soit à la fesse (Ch.
Eloy).

Mode d'action. — Deux explications ont été données :

Dans l'une, on fait jouer à l'extrait cérébral le rôle
d'une transfusion sanguine (Constantin Paul).

Dans l'autre, on ne ferait, par la médication cérébrale, qu'une injection testiculaire détournée, par
suite de l'imprégnation de tous les tissus de l'individu mâle par la sécrétion interne du testicule. (Ch.
Eloy.)

Effets. — Ils ressemblent beaucoup à ceux que
produit l'extrait orchitique.

A. *Locaux.* — Tous les inconvénients des injections
hypodermiques avec des liquides un peu concentrés,
mais, somme toute, modérés.

B. *Généraux*. — C'est surtout une *action tonique* et régulatrice ; mais surtout dynamogénique.

On a noté parfois de l'élévation thermique, jusqu'à 3⁰ en plus.

INDICATIONS. — On fera les injections de liquide cérébral dans l'*aliénation mentale* avec dépression, mélancolie, l'*ataxie*, l'*épilepsie* (Gibier), les *neurasthénies* (Ch. Eloy) cérébro-spinale, spinale, génitale, virginale (*chlorose*), de la ménopause, des hystériques, cardiaque, des adolescents, gastrique, sénile, des hypocondriaques ; dans l'*anémie*, l'*aphasie*, l'*asthénie* ou *débilité des vieillards*.

CONTRE-INDICATIONS. — On doit s'abstenir de la médication cérébrale dans l'*aliénation mentale avec excitation*, les *maladies dégénératives* (Babès), probablement aussi la *tuberculose* (Ch. Eloy).

Transfusion sous-cutanée. — Voir : *Injections sous-cutanées de sang* (p. 146).

Transfusion du suc médullaire. — PRINCIPE DE LA MÉTHODE. — C'est l'analogue de la médication cérébrale.

NATURE DU MÉDICAMENT. — Au lieu d'employer la substance cérébrale, M. Babès (de Bucarest) s'est servi de la moelle ; c'est aussi à ce procédé que s'était d'abord adressé Constantin Paul.

On peut donc se rapporter à la médication cérébrale (p. 246) pour les détails. Ce qui est applicable à l'une l'est aussi à l'autre.

On a prétendu que dans la vaccination rabique, il fallait tenir un certain compte de l'extrait nerveux injecté en même temps.

TRAUMATICINE AU CALOMEL. — PRINCIPE DE LA MÉTHODE. — Comme avec l'emplâtre de Quinquaud, on veut obtenir la cure de la syphilis par les seuls moyens externes.

NATURE DU MÉDICAMENT. — La formule la plus fréquemment prescrite est la solution de Péroni :

Traumaticine au chloroforme. . . .   1 partie.
(Solution de gutta-percha au 10ᵉ).
Calomel. . . . .   3 parties.

RÉGION DE CHOIX. — C'est le dos, à moins d'indications spéciales, qui semble la région préférable.

TECHNIQUE DE L'APPLICATION. — 1° *Avant l'application*. — Nettoyer la peau à l'aide d'un grand bain tiède savonneux, et, à défaut de balnéation, lavage soigneux du lieu d'application.

Bien sécher la région choisie avant l'application.

2° *Application*. — Le pinceau, trempé dans la solution de traumaticine mercurielle, sert à étendre le topique ; on insiste sur les points occupés par des syphilides cutanées, pour obtenir une action locale bienfaisante en même temps qu'une action générale.

3° *Après l'application*. — On laisse sécher l'enduit sur la peau. Il en résulte une surface vernissée d'une certaine solidité, qui peut résister sans s'écailler aux frictions et même aux bains peu chauds et de peu de durée. Ce vernis brunit à la lumière.

Pendant la dessiccation, le sujet perçoit une certaine cuisson et la peau rougit.

4° *Fréquence des applications*. — Les applications sont répétées deux ou trois fois par semaine, jusqu'à disparition des accidents.

MODE D'ACTION. — La traumaticine au calomel représente une source de sublimé, comme l'emplâtre de Quinquaud.

EFFETS. — A. *Locaux*. — Sauf au moment de la dessiccation, il n'y a pas de réaction locale. Parfois un peu de rougeur sur les bords du vernis.

B. *Généraux*. — Ce sont les effets des mercuriaux. La stomatite serait rare.

INDICATIONS. — Les applications de traumaticine au calomel n'ont pas la prétention de s'imposer comme méthode ordinaire de traitement dans la syphilis. Elles répondent à des indications spéciales.

On les mettra en usage chez les syphilitiques qui marquent de l'*intolérance gastrique* pour les préparations mercurielles prises par la bouche.

Son action se montre efficace surtout contre les *syphilides cutanées secondaires* à type squameux ou pustuleux (Julien, Chauchard), et dans les *gommes* superficielles ou même profondes (Péroni). Elle sert aussi au traitement secret ou forcé (hôpitaux, prisons).

CONTRE-INDICATIONS. — La traumaticine au calomel permet de soumettre le malade à une médication mercurielle continue, dont on peut, dans une certaine mesure, graduer la dose par un badigeonnage plus ou moins étendu; mais, si son action possède la durée, elle n'admet qu'une certaine lenteur. La méthode ne devra donc pas s'appliquer lorsqu'on aura besoin d'une *action prompte,* comme c'est le cas pour les syphilis graves.

Toutes les méthodes nouvellement inscrites dans le traitement de la syphilis n'effacent pas les anciennes : elles les renforcent, elles les suppléent; mais le traitement habituel et classique répond encore à la majorité des cas.

TROIS LAVAGES (MÉTHODE DES). — PRINCIPE DE LA MÉTHODE. — *Lavage de l'estomac, lavage intestinal, lavage du sang* par injections de sérum artificiel : telle est la méthode mise en pratique par M. Huchard.

MODE D'ACTION. — Par les trois lavages, on opère l'élimination des poisons et toxines diverses résultant de l'infection.

INDICATIONS. — *Urémie* (petite et grande), *artériosclérose, infections.*

TUBERCULINE. — La tuberculine de Koch ou *Kochine* (Verneuil) n'a pas donné ce qu'on en attendait au point de vue thérapeutique; elle est employée aujourd'hui comme moyen diagnostic pour déceler la tuberculose latente.

TUBERCULOSE. — **Tuberculose laryngée.** — Antisepsie des voies respiratoires supérieures (p. 24); inhalations (p. 26); instillations intratrachéales (p. 147).

Tuberculose pulmonaire. — Acide succinique et succinogènes (p. 243); air chaud (p. 12); antisepsie des voies respiratoires inférieures (p. 25); inhalations (p. 25); médication interne (p. 30); instillations intratrachéales (p. 147); injections intrapulmonaires (p. 119); injections sous-cutanées (p. 127); méthode de M. Burlureaux (p. 142); cuivre (p. 66); glycérophosphates (p. 105); hémothérapie (p. 46); médecine des ferments (p. 176); intensive (médication arsénicale intensive) (p. 148); iodée (p. 150); ozone (p. 186); séquardine (p. 205); sérum antistreptococcique (p. 217); antituberculeux (p. 220); animal (p. 221); humain (p. 221); sérum tuberculiné (p. 221); sérum de Marmorek (p. 221); suc pulmonaire (p. 235); tuberculine (p. 251).

Tuberculose viscérale. — Suc thyroïdien (p. 237).

TYPHLITE. — Voir : *Pérityphlite* (p. 187).

TYPHUS EXANTHÉMATIQUE. — Bains froids (p. 68).

ULCÈRE DE L'ESTOMAC. — Antisepsie stomacale (p. 34).

URÉMIE. — Antisepsie intestinale évacuante (p. 40); déchloruration (méthode de) (p. 88); diète hydrique (p. 89); néphrine (p. 181); sérum artificiel (p. 224); trois lavages (méthode des) (p. 250).

Encéphalopathie urémique. — Bains froids (p. 68); lavage intestinal (p. 160); bicarbonate de soude en injections intraveineuses (p. 122); sérum artificiel (p. 224); en injections sous-cutanées (p. 226); injections intraveineuses (p. 228).

URETÉRITE. — Antisepsie médicale des voies urinaires (p. 47).

URÉTRITE BLENNORRHAGIQUE. — Antisepsie médicale des voies urinaires (p. 47); injections épidurales (p. 113).

URICÉMIE. — Voir : *Antiuricémique (médication)* (p. 56).

UROTROPINE. — Voir : *Antisepsie médicale des voies urinaires* (p. 47).

VACCINATION. — **Vaccination antirabique.** — Principe de la méthode. — C'est l'idée générale de l'immunité conférée par les virus, de plus en plus actifs, d'après Pasteur et son école, qui a permis d'apprécier un traitement rationnel et nouveau de la rage. Les expériences de Pasteur ont montré que l'action était prophylactique, mais aussi curatrice.

Nature du médicament. — L'agent thérapeutique est le virus rabique atténué ou modifié.

Préparation. — Les premiers essais sont dus à M. Galtier, qui conféra l'immunité au mouton par l'inoculation intraveineuse de salive rabique.

La méthode, modifiée et simplifiée depuis les premiers travaux de Pasteur, et mise en usage à l'Institut Pasteur (rue Dutot, à Paris), consiste à inoculer le virus fort à des lapins et à dessécher leur moelle. A cet effet, on suspend l'organe dans un flacon fermé à l'ouate; au fond sont déposés des morceaux de potasse.

La moelle reste ainsi soumise à cette dessiccation progressive. Pour la première injection, on utilise une moelle de lapin vieille de 14 jours; pour la seconde, de 13, et ainsi de suite jusqu'à celle d'un jour.

A l'étranger, surtout pour les animaux, on a modifié cette méthode, qu'on remplace par la dilution (Burdach) ou le chauffage du virus (Babès).

MODE D'ADMINISTRATION. — La moelle de lapin rabique desséchée au jour voulu est broyée avec de l'eau stérilisée, salée et glycérinée, et la bouillie obtenue est filtrée. C'est le liquide filtré qu'on injecte sous la peau, avec toutes les précautions en usage aujourd'hui dans cette manœuvre.

LIEU D'ÉLECTION. — En général, on fait l'injection hypodermique sous la peau du ventre : on peut aussi choisir la cuisse.

DOSE. — Chaque injection comprend 1 centimètre cube; on la renouvelle tous les 2 jours, puis tous les jours.

MODE D'ACTION. — D'après la théorie adoptée par Pasteur, la moelle rabique contiendrait à la fois le virus de la maladie et son vaccin. Par la dessiccation, le virus seul subirait une atténuation progressive qui irait jusqu'à la destruction du 13e au 14e jour, tandis que le vaccin conserverait toute son activité.

EFFETS. — A. *Locaux*. — Un peu de tension un peu douloureuse, parfois une plaque d'œdème diffus, c'est tout ce qu'on observe. Les accidents, dans les cas rares où ils existent, sont imputables aux fautes d'antisepsie.

B. *Généraux*. — Le retentissement sur l'organisme

ne se marque pas par des phénomènes extérieurs bien notables, mais l'individu devient réfractaire au virus rabique.

Résultats. — La statistique semble démontrer le succès de la méthode. Toutefois, il importe d'instituer le traitement le plus tôt possible.

Les morsures de certains animaux, celles des loups par exemple, celles qui portent sur les régions très vasculaires, comme la face, donnent des résultats moins favorables ; le virus a eu le temps de pénétrer dans l'organisme en plus grande quantité.

Indications. — La méthode, par son principe même, ne s'adresse qu'à la seule *hydrophobie*.

Vaccination antituberculeuse (Marmoreck).
— Voir : *Sérum antituberculeux* (p. 221).

Vaccination cholérique. — Principe de la méthode. — On se propose de donner l'immunité contre le choléra (Ferran-Gamaléia).

Nature de l'agent thérapeutique. — 1º *Culture cholérique exaltée.* — Culture virulente de vibrion cholérique, à maximum de virulence, en faisant passer le virus par le cobaye et par le pigeon (Gamaléia).

2º *Atténuation de la virulence.* — Chauffée à 120º, la culture est débarrassée de ses microbes.

A. *Autres procédés.* — *Procédé de* Brieger et Wasserman. — 1º Culture de bacille virgule virulent dans l'extrait aqueux de thymus, qui a la propriété d'atténuer le virus, ou seulement sur le bouillon peptonisé.

2º Au bout de vingt-quatre heures, chauffage à 65º pendant quinze minutes, ou à 80º pendant dix minutes.

3º A la glacière pendant vingt-quatre heures.

B. *Procédé de* Hawkins. — 1º Culture à virulence exaltée par le passage par les animaux.

2º Atténuation par la culture à 39º sous un courant d'air constant.

MODE D'ADMINISTRATION. — Inoculation répétée de très petites quantités.

DOSE. — Peu expérimentée chez l'homme.

MODE D'ACTION. — La création d'un état réfractaire tiendrait à l'antitoxine contenue dans le virus.

EFFETS. — A. *Locaux*. — Parfois presque rien; ou bien gonflement douloureux, empâtement, adénopathie.

B. *Généraux*. — Réaction légère, malaise, symptômes fébriles.

INDICATIONS. — Le *choléra indien* ressortit seul à cette nouvelle médication.

Vaccination dans la coqueluche. — PRINCIPE DE LA MÉTHODE.

— L'observation ayant semblé montrer l'influence du vaccin sur la coqueluche (Cacho, Pesa, Celli), on cherche par la vaccination à atteindre le principe infectieux de la coqueluche.

NATURE DE L'AGENT THÉRAPEUTIQUE. — C'est la lymphe vaccinale ordinaire qu'on emploie.

MODE D'ADMINISTRATION. — Vaccination dans les mêmes conditions que d'habitude, par insertion sous-épidermique. On peut avec avantage multiplier les piqûres et inoculer de grandes quantités de lymphe vaccinale.

Il n'est possible d'appliquer la méthode qu'aux enfants non encore vaccinés. Toutefois on pourrait peut-être pratiquer les inoculations même à ceux qui l'ont été.

EFFETS. — En dehors de l'évolution de la vaccine qui se produit normalement, on remarque, après que la poussée fébrile inhérente à la vaccination a cessé, un changement dans la nature de la toux, qui a perdu son caractère spécifique : plus d'accès, plus de quintes.

ACTION. — Il y aurait dans le vaccin un antidote

véritable. On aurait pu objecter que le caractère con-
vulsif cède par suite de la fièvre, fait habituel dans
les affections spasmodiques : *febris solvit spasmos*,
comme le disaient les anciens. Toutefois M. Celli
a observé que l'apparition d'une varicelle n'avait aucune influence, malgré la fièvre, sur la coqueluche.
Donc la vaccine agit plus que par la détermination de
la fièvre.

INDICATIONS. — Traitement spécifique de la *coqueluche;* la vaccination se limite à cette maladie comme
antidote.

VAPORISATIONS ANTISEPTIQUES (p. 29).

VARICELLE. — Antisepsie générale (p. 13); antisepsie des voies digestives et respiratoires supérieures
(p. 16); antisepsie de la peau (p. 91).

VARIOLE. — Antisepsie générale (p. 13); antisepsie
des voies digestives et respiratoires supérieures
(p. 16); antisepsie cutanée (p. 49); badigeonnages
antifébriles (p. 60); bains froids (p. 68); lumière rouge
(p. 193); sérothérapie antivariolique (p. 222); variolo-
vaccine (p. 256).

Variole hémorragique. — Injections hypodermiques de chlorure de calcium (p. 142); sérum
gélatiné (p. 230).

VARIOLO-VACCINE. — C'est un débat qui se pour-
suit encore que celui de l'identité ou de la non-identité
de la variole et de la vaccine, ou tout au moins de leur
origine commune.

Des expériences négatives de Juhel-Renoy, d'autres
positives de M. H. Roger, après les résultats positifs
obtenus en 1892 par MM. Haccius et Eternod (de
Lancy près Genève), ainsi que ceux de M. Hime
(de Bradford), et de M. Fischer (de Carlsruhe).

Quoi qu'il en soit, voici ce qu'on entend par *variolo-vaccine* et par *variolo-vaccin*.

PRINCIPE DE LA MÉTHODE. — Au lieu de s'adresser au virus vaccin transmis de vaccinifère à vaccinifère, on remonte à la source : l'identité ou tout au moins la parenté admise entre vaccin et variole; on part de la variole pour obtenir le vaccin.

NATURE DE L'AGENT THÉRAPEUTIQUE, MODE D'OBTENTION. — Dans la variolisation, on prenait le virus variolique tel quel et on l'inoculait. On choisissait, autant que possible, les cas bénins de variole pour servir à cet usage.

Dans la variolo-vaccine, on fait passer le virus variolique par l'organisme de l'animal, du veau par exemple, et on reporte le produit des pustules ainsi obtenu de veau à veau, puis sur l'homme.

La première difficulté, insurmontable pour les adversaires de la variolo-vaccine, consiste à obtenir chez l'animal avec le virus variolique une éruption de vaccine. Pour M. Chauveau, on échouerait, et on n'obtiendrait que des papules; toutefois cette éruption avortée peut rendre réfractaire à la vaccine. Il y a donc eu une action.

Pour inoculer les animaux, on procède (Ch. Haccius et Eternod, Fischer, Hime) en ayant soin de faire peu saigner, soit par scarifications, soit par dénudations du derme au papier de verre et non par simple piqûres ou incisions. On couvre les parties traitées largement de virus variolique récemment recueilli.

On choisit des veaux de trois à quatre mois et en bon état de santé.

On les inocule au ventre, sur la vulve chez les génisses, au scrotum chez les taurillons.

En première génération, l'aspect n'est pas toujours typique, quoique cela puisse arriver (Hime); mais dès la deuxième ou la troisième génération, on obtiendrait des éléments éruptifs morphologiquement semblables à ceux de la vaccine.

C'est la lymphe de ces pustules variolo-vaccinales qu'on utilise pour la vaccination chez l'homme. Cette lymphe variolo-vaccinale se présente à la vue avec l'aspect de la lymphe vaccinale.

Les adversaires de la variolo-vaccine (Chauveau) objectent des fautes de technique et une inoculation accidentelle, malgré les précautions prises, par la vaccine vraie.

Une autre préparation de variolo-vaccin a été publiée récemment par M. Monckton Copeman. Il cultive une croûte de variole, desséchée et broyée, dans un œuf stérilisé à l'extérieur, ouvert et inoculé seulement avec une aiguille flambée.

Il obtient un bacille pur.

Avec cette culture on vaccine les veaux, et on reporte le produit chez l'enfant.

Mode d'administration. — Même manière de procéder que pour la vaccine. L'inoculation variolo-vaccinale peut, comme la vaccinale, se faire par piqûre, mode d'insertion sous-cutanée le plus habituel chez nous; par incisions ou par scarifications, comme on semble le préférer à l'étranger.

Mode d'action. — Le variolo-vaccin n'aurait pas d'autre action que le vaccin. Le virus variolique contiendrait à la fois le poison et le contrepoison. Dans certaines circonstances, dans l'inoculation du veau, par exemple, on amoindrirait le poison; le contrepoison ou vaccin persisterait seul.

Effets. — Les résultats obtenus par ceux qui se sont servi du variolo-vaccin ne diffèrent pas d'une façon générale de tout ce qu'on peut observer avec le vaccin.

Nous avons pu nous en assurer par nous-même grâce à l'obligeance de M. Hime (de Bradford) et de

M. Fischer (de Carlsruhe), qui ont bien voulu nous envoyer un échantillon du variolo-vaccin dont ils se servent habituellement à leur grande satisfaction.

Le variolo-vaccin se comporte comme le vaccin parce que c'est du vaccin, diront les adversaires.

Les stades éruptifs se succèdent dans le même temps, l'aspect de l'efflorescence reste le même.

Les quelques détails qu'on a pu signaler : pustules aberrantes, forte virulence, réaction plus intense, etc., se retrouveraient facilement dans l'histoire de la vaccine elle-même.

On n'a pas signalé un retour offensif du variolo-vaccin vers la variole.

Pas de généralisation de l'éruption.

Si la variolo-vaccine ne figure que comme une doublure de la vaccine, elle a cependant le grand intérêt d'offrir une source de vaccine, au cas où, pour une cause quelconque, on viendrait à manquer de lymphe jennerienne.

INDICATIONS. — La prophylaxie de la variole et toutes les autres applications de la vaccine, tumeurs érectiles, etc.

VASELINES ANTISEPTIQUES. — Antisepsie des voies digestives et respiratoires supérieures, vaseline mentholée (p. 23); antisepsie de la peau, vaseline boriquée, boriquée et mentholée, phéniquée, sublimée (p. 50).

VÉGÉTARISME. — PRINCIPE DE LA MÉTHODE. — Vieux régime, remis en honneur comme méthode d'asepsie gastro-intestinale, par suite du peu de toxicité des produits de la digestion.

NATURE DES SUBSTANCES. — Tous les végétaux; de plus, pour remplacer la viande, des substances analogues à la fibrine animale : nucléo-albumine, légumine.

Méthode de Combe (de Lausanne). — Elle consiste à donner des aliments qui produisent dans le tube digestif le minimum possible de fermentation.

Les farineux développent peu de fermentations par eux-mêmes; ils entravent la culture des ferments protéolytiques, et l'adjonction de fromages frais ou cuits exalte leurs propriétés.

Voici un exemple d'un régime d'après la méthode de Combe :

REPAS

7 heures 1/2 matin. — Potage au lait, biscottes ou pain grillé au beurre frais.

10 heures. — Grand bol de lait coupé avec du malt Kneipp, chaud.

Midi 1/2. — 1° Un plat de farineux secs cuits à l'eau auxquels on ajoute du beurre frais dans l'assiette. — 2° Viande grillée ou rôtie très cuite. — 3° Pudding de farineux très cuits au lait. On ajoute un jaune d'œuf et on fait prendre au four dans un gratin. Ne pas manger la croûte gratinée.

4 heures. — Café Kneipp et lait (on peut boire deux fois à 3 heures et à 5 heures).

7 heures. — Comme à midi.

9 heures. — On peut boire une infusion chaude.

N. B. — *Aucune boisson aux repas.*

Farineux pour potages. — Crème d'orge, de blé vert, d'avoine (marque Knorr). Farine lactée au besoin. Faire cuire le potage une demi-heure.

Farineux pour premier plat et pudding. — Pâtes d'Italie, vermicelles, macaronis, nouilles, semoule, riz, tapioca, arrow-root, sagou, maïzena. De temps en temps seulement purée de pommes de terre au lait comme premier plat.

MODE D'ACTION. — Réduction dans la formation des ptomaïnes.

EFFETS. — Diminution de la toxicité urinaire et fécale.

INCONVÉNIENTS. — Tendance à l'embonpoint, à l'athérome (Gubler).

INDICATIONS. — Le régime végétarien convient dans le *diabète* (légumine), la *dilatation stomacale*, les *dyspepsies*, la *neurasthénie*.

VÉGÉTATIONS ADÉNOIDES. — Antisepsie des voies digestives et respiratoires supérieures (p. 16); suc ganglionnaire (p. 232).

VERTIGES. — Sérum de Trunecek (p. 230).

VÉSICATOIRE ÉLECTRIQUE. — Principe de la méthode. — Utiliser la puissance caustique de l'électricité sous une forme maniable

Mode d'application. — On fait préparer à l'avance du zinc métallique en poudre d'une part, du sulfate de cuivre d'autre part, chacune des deux substances renfermée séparément dans un flacon spécial.

Au moment de l'emploi, on mélange à parties égales zinc et sulfate de cuivre, et l'on en constitue une pâte à l'aide d'un peu d'eau.

On étend cette pâte sur la région qu'on désire traiter sur une épaisseur d'un quart de centimètre environ. On recouvre de gutta-percha laminée.

Mode d'action. — On fabrique ainsi une petite pile dont le courant agit sur les tissus.

Il détruit d'abord les parties pathologiques et ne s'attaque à la peau saine qu'ultérieurement.

Effets. — Quand on enlève la pâte, on trouve la peau malade plus ou moins profondément détruite, selon le temps d'application.

On surveille l'action caustique en soulevant la pâte de temps en temps.

Inconvénients. — Un peu de douleur, mais tolérable.

Érosion des tissus sains, qui peut gagner en profondeur et ulcérer la peau; d'où cicatrice fibreuse très dure, lardacée, avec développement télangiectasique de suppléance tout autour.

Indications. — Affections dermatologiques : *Cancroïde, lupus.*

VISCÉRALGIES. — Injections épidurales (p. 113).

VOMISSEMENTS. — Voir : *Grossesse.*

WINTERGREEN (ESSENCE DE). — Antisepsie des voies respiratoires inférieures (p. 25).

ZINC (CHLORURE DE). — Injections intrapulmonaires (p. 119) ; instillations intratrachéales (p. 147).

ZOMOTHÉRAPIE ou EMPLOI DU SUC DE VIANDE CRUE. — L'emploi du suc de viande crue chez les tuberculeux n'est peut-être pas une médication absolument inédite ; mais elle a reçu une consécration nouvelle par les travaux de MM. Ch. Richet et Héricourt.

Principe de la méthode. — Les expériences faites sur les animaux démontrent que les sujets auxquels on a inoculé des cultures de bacilles tuberculeux afin de produire chez eux une tuberculose grave, présentent une survie notable ou même peuvent arriver à la guérison, lorsqu'on les soumet au traitement par la viande crue ou le suc de viande crue.

Les animaux témoins, au contraire, meurent de tuberculose en quatre à cinq semaines.

Nature et préparation de l'agent thérapeutique. — Faire macérer de la viande de bœuf, hachée et dégraissée, pendant deux heures dans de l'eau froide, dont le poids est égal au cinquième de son poids. Puis entourer cette viande d'un linge résistant et la presser dans une presse de ménage ; les efforts de pression seront peu intenses et espacés de cinq minutes en cinq minutes.

La quantité de liquide obtenu doit être au moins de 400 grammes pour un kilogramme de viande ; une forte presse peut donner 500 grammes.

Action. — L'action de la viande crue, et en particulier du suc de viande crue, consisterait non en un simple fait de suralimentation azotée, mais en un effet antitoxique des toxines tuberculeuses.

Dose. — D'après MM. Richet et Héricourt, la dose journalière de viande crue devrait être très élevée, et portée très rapidement à 600 et 700 grammes de viande crue pulpée. Si l'on donne le jus de viande, c'est-à-dire le suc résultant de l'expression, la quantité de suc doit être de 150 grammes à 200 et plus, ce qui nécessite l'emploi pour la confection du suc de viande : 1 kilogramme de viande pour obtenir 150 grammes de suc.

Pour une tuberculose latente ou au premier degré :

200 à 400 grammes de suc liquide, soit 500 grammes à 1 kil. de viande.

Pour une tuberculose au deuxième degré :

400 à 800 grammes de suc, ou 1 kil. à 2 kil. de viande.

Pour une tuberculose du troisième degré ou une granulie :

800 à 1 200 grammes de suc, soit 2 kil. à 3 kil. de viande.

15 grammes par kilogr. de sujet chez les enfants (Josias).

Effets. — *Augmentation du poids, augmentation des hématies, augmentation des forces*, rétrocession des lésions tuberculeuses.

Contre-indications — L'emploi de la viande crue, du suc ou plasma musculaire, n'a guère de contre-indication.

Modes d'administration. — Pour faire accepter du malade le suc de viande, s'il ne peut l'ingérer à l'état naturel, ou simplement salé, on le fera mêler à du bouillon, mais avec cette précaution que le mélange sera fait seulement tiède; la coction détruit l'action antitoxique du plasma musculaire.

On peut aussi l'incorporer à un potage aux carottes, ou à une purée de carotte, ou même à toute autre purée ou sauce, mais toujours à la condition que le suc de viande ne sera pas chauffé.

On peut l'additionner de sel, d'eau de seltz, de sirop d'orange aussi, etc.

Il en est de même pour la viande pulpée qui peut être prise en tartines minces sur du pain, avec soupoudrage de sel, en boulettes salées ou sucrées, ou jetées dans du bouillon seulement *tiède*.

Au besoin, mais seulement momentanément, le suc de viande peut être administré par la *voie rectale*, sous forme de petits lavements. Pour que ceux-ci soient mieux supportés, on peut les additionner de cinq à dix gouttes de laudanum.

INCONVÉNIENTS. — Dans ces derniers temps, en outre de la provocation de l'uricémie par abondance d'alimentation azotée, on a attiré l'attention sur le *surmenage rénal* que pouvait provoquer chez les tuberculeux, aux reins déjà irrités par le passage des toxines tuberculeuses et autres, l'administration, par la suralimentation et par l'usage de la viande crue, d'une grande quantité de substances azotées. On a publié des cas d'urémie produite dans ces conditions.

Il y a donc lieu, chez tout tuberculeux soumis à la zomothérapie intensive, de *surveiller attentivement la fonction rénale*, et d'agir en conséquence.

INDICATIONS : surtout *tuberculose pulmonaire, anémies*.

ZONA. — Injections épidurales (p. 113).

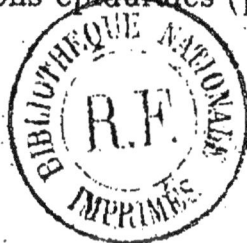

31293. — Tours, impr. Mame.

www.ingramcontent.com/pod-product-compliance
Lightning Source LLC
Chambersburg PA
CBHW060346200326
41519CB00011BA/2048